D1730280

Homöopathie in Frauenheilkunde
und Geburtshilfe

Von Dr. med. Erwin SCHLÜREN

ehem. Chefarzt der geburtshilflich-gynäkologischen
Abteilung am Kreiskrankenhaus Reutlingen

5., überarbeitete Auflage

Karl F. Haug Verlag GmbH · Heidelberg

CIP-Kurztitelaufnahme der Deutschen Bibliothek

Schlüren, Erwin:
Homöopathie in Frauenheilkunde und Geburtshilfe / von Erwin Schlüren.
5., überarb. Aufl.
Heidelberg : Haug, 1987.
ISBN 3-7760-0961-6

Herstellerische Betreuung: Ute Flaegel

© 1977 Karl F. Haug Verlag GmbH & Co. KG, Heidelberg

Verlags-Nr. 8739 · Titel-Nr. 1961 · ISBN 3-7760-0961-6
2. Auflage 1980
3. Auflage 1982
4. Auflage 1985
5. Auflage 1987

Gesamtherstellung: Konkordia Druck GmbH, 7580 Bühl/Baden

Schlüren

Homöopathie in Frauenheilkunde und Geburtshilfe

Vorwort

Das Buch soll eine Lücke im homöopathischen Schrifttum schließen. Es soll dem Anfänger helfen, leichter „einzusteigen", dem Erfahrenen als Nachschlagewerk dienen, und selbst der Nichthomöopath kann darin manches finden, was man auf die Diagnose hin verordnen kann. Um allen gerecht zu werden, bedurfte es eines Kompromisses. Das Buch erhebt bewußt keinen Anspruch auf Vollständigkeit. Vor allem bezüglich der Modalitäten ist bisweilen auf die entsprechenden Stellen im KENTschen Repertorium* verwiesen, gelegentlich auch auf VOISIN** und KLUNKER***.

Die Herausstellung der „Hauptmittel" ist im wesentlichen nach der eigenen Erfahrung erfolgt, ebenso die Angabe der Potenzen.

Die Einteilung erfolgt so, daß man sich schnell in der Praxis orientieren kann (Routine-Therapie).

Ab und zu ist auch auf bewährte nichthomöopathische Mittel hingewiesen.

In jedem Fall braucht man zusätzlich eine homöopathische Arzneimittellehre, um unter mehreren angegebenen Mitteln das mit der größten Ähnlichkeit zu finden.

---

* KENTs Repertorium der homöopath. Arzneimittel, Karl F. Haug Verlag GmbH, Heidelberg
** VOISIN, H.: Praktische Homöotherapie, Eigenverlag Dr. Stockebrand, Hamm/ Westf.
*** BARTHEL, H., KLUNKER, W.: Synthetisches Repertorium, Vol. III. Karl F. Haug Verlag, Heidelberg

Das homöopathische Arzneimittel

Für die Behandlung gynäkologischer Erkrankungen gilt ganz besonders das Gesetz:

Ohne Untersuchung keine Diagnose!
Ohne Diagnose keine Therapie!

In seltenen Fällen kann man auf die klinische Diagnose hin homöopathisch behandeln. Im allgemeinen muß auf die klinische Diagnose die Arzneimitteldiagnose folgen, d. h., es muß das Arzneimittel gefunden werden aus

Anamnese, Beobachtung und Befund,

dessen Arzneimittelbild die größte *Ähnlichkeit* mit dem Krankheitsbild hat („Similia similibus curentur" – Ähnliches soll mit Ähnlichem geheilt werden – das Heilgesetz der Homöopathie).

Das homöopathische Arzneimittelbild beruht auf den Erkenntnissen der Pharmakologie, Toxikologie, der homöopathischen Arzneimittelprüfung am Gesunden und der Erfahrung am Krankenbett. Es sind also über ca. 180 Jahre hinweg und auf der ganzen Welt millionenfach bestätigte Erfahrungen und bewährte Indikationen im Arzneimittelbild enthalten. Deshalb steht man nirgends in der Medizin auf so sicherem Boden wie in der Homöopathie.

So wie Krankheit etwas Komplexes ist, ist dies auch das Arzneimittel. Die Krankheit tut sich in verschiedenen Zeichen *(Symptomen)* kund. Die Homöopathie behandelt deshalb nicht die einzelnen Symptome der Krankheit (womöglich jedes mit einem anderen Mittel), sondern die Krankheit nach ihren Symptomen. Je deutlicher (charakteristischer) oder je zahlreicher die Symptome, desto deutlicher (ähnlicher) wird das Arzneimittelbild erscheinen und desto sicherer der therapeutische Erfolg sein.

Aus diesem Grund nimmt die Symptomatologie eine so bedeutende Stelle in der homöopathischen Medizin ein. Die Kunst besteht im Erkennen und richtigen Deuten (Hierarchisieren) der Symptome.

Die Symptome haben etwa folgende Reihenfolge in ihrer Bedeutung für die Arzneimittelwahl:

1. *auffallende, eigentümliche, individuelle, paradoxe*
2. *ätiologische oder auslösende* (physisch, psychisch)
3. *verschlimmernde* (Zeit, Wärme, Kälte usw.) (Zeichen $<$)
4. *bessernde* (Zeichen $>$)

5. *konstitutionelle*
6. *seelische*
7. *geistige*
8. *leibliche*
9. *lokale*
10. *klinische*

Auch *Traumsymptome* können von Bedeutung sein, insbesondere aber die „*als-ob*"-*(as-if-)Symptome.*

Man kann bisweilen aufgrund einiger besonders wichtiger Symptome (Leit-Symptome, Schlüssel-Symptome, Key-Notes) das für den speziellen Fall passende Mittel finden, meist aber aufgrund der Gesamtsymptomatik *(Totalität der Symptome),* wobei man sich evtl. eines Symptomen-Verzeichnisses (Repertorium*) bedienen kann. Dies erfordert viel Lernen und Können und manchmal auch viel Zeit. Besonders bei chronischen Krankheiten lohnt es sich aber, sich diese Zeit zu nehmen. Besonders lohnend ist es in solchen Fällen, wo eine Heilung schulmedizinisch nicht möglich ist. Die meisten Fälle unserer Praxis sind aber Routine-Fälle, für die wir nicht viel Zeit haben. Wir gehen dann nicht „klassisch" vor, sondern von der klinischen Diagnose aus. In diesem Sinne soll dieses Buch zum Nachschlagen dienen.

Die homöopathischen Mittel wirken sicher, in akuten Fällen auch schnell. Bleibt die erwartete Wirkung aus, war das Mittel nicht richtig ausgewählt oder nicht richtig hergestellt. Um letzteres auszuschalten, sollte man **nur OP verordnen** (DHU, Staufen-Pharma, Iso). Beispiel einer homöopathischen Rezeptur:

RP Pulsatilla D 4
Dil. „Original DHU" OP 20,0
DS 3 × tgl. 7 Tropfen unverdünnt

Wo sich die Injektion (i. c., s. c., i. v.) bewährt hat, ist dies besonders erwähnt.

Die Wirkung des homöopathischen Mittels soll sicher, schnell und angenehm *(tuto, cito ac jucunde)* sowie dauerhaft sein.

Wiederholung der Gaben in tiefen Potenzen bis D 6 meist 3 × tgl., in mittleren (D 12–15) meist 2 × , D 30 1 × tgl. oder seltener, D 200 alle

---

* KENTs Repertorium der homöopath. Arzneimittel, Karl F. Haug Verlag, Heidelberg
DORCSI, Symptomenverzeichnis, Karl F. Haug Verlag, Heidelberg
STAUFFER, Symptomenverzeichnis, Verlag Joh. Sonntag, Regensburg
LEERS, Lochkartei, H. Theis Schnelldruck, Völklingen
BARTHEL, H., KLUNKER, W.: Synthetisches Repertorium, Vol. III. Karl F. Haug Verlag, Heidelberg

14 Tage oder 4 Wochen (falls nicht 1 Gabe genügt!). *Nosoden* soll man nicht häufiger als alle 4 Wochen geben.

Anstatt der D- (Decimal-)Potenzen mit einem jeweiligen Verdünnungsgrad $\frac{1}{10}$ kann man auch die C- (Centesimal-)Potenzen mit jeweiligem Verdünnungsgrad von $\frac{1}{100}$ verwenden.

Zu den Hochpotenzen (D 30 und höher) rechnet man auch die LM- oder Q-Potenzen (LM 6, 12, 18, 24, 30), die man u. U. täglich einnehmen kann.

Wenn ein gut gewähltes Mittel nicht wirkt, muß der ganze Fall neu durchgearbeitet werden, um ein besseres Mittel zu finden. Kommt man wieder auf dasselbe Mittel, versuche man eine Zwischengabe Sulfur D 30 (evtl. auch Wechsel der Potenz!)

Wirkt ein gut gewähltes Mittel nur kurz, versuche man eine Zwischengabe Psorinum D 30.

Mit Rücksicht auf den Apotheker verordnet man ab D 4 die geläufigen Potenzen D 6 (8, 10), 12 (15, 20), 30 (100), 200.

Allgemeines, das nicht in die einzelnen Kapitel paßt

Abmagerung
- allgemein   Tuberculin D 30
- an den Beinen   Abrotanum D 6
- am Hals   Natrium mur. D 12
- im Gesicht   Selenium D 12
- am Oberkörper   Lycopodium D 12

Abneigung
- gegen den Ehemann und Gleichgültigkeit gegenüber der Familie
Sepia D 12–30
- gegen Männer
Pulsatilla D 6–200 (Ammon. carb., Tuberculin D 30)
- gegen Heirat
Pulsatilla D 12
Lachesis D 12

Achselhaare, ausfallend
Selenium D 12 (und Schamhaare)

Achselschweiß, Hauptmittel   KENT II/237
Sepia D 12
Petroleum D 12, Silicea D 12
- nach Knoblauch riechend
Osmium D 12
- nach Zwiebeln riechend
Bovista D 6
Lycopodium D 12, Kalium phos. D 6

Adipositas ohne Ursache
Fucus vesiculos. Ø-D 4 mit Obstipation
Thuja D 12 bei Neigung zu A. bes. an Hüften, Bauch und
Becken
(Allium sat. D 4, Thyreoidin D 12–30)
- hypophysär
Calcium carb.
Cimicifuga
Aurum

Sepia
Graphites
Pulsatilla
Thuja
Tuberculin
Luesin
- hypothyreotisch
Graphites D 12

Akromegalie
Aurum
Luesinum
Barium carb.
Calcium fl.

Akrozyanose
Agaricus D 6–12
Nos. Toxoplasmose D 30
Acid. sarcolacticum D 6
Abrotanum D 2–3, Carbo veget. D 6–12

Alberne Frauen
Crocus D 6–12

Alopezie KENT I/185

Anaemie KENT I/408

Androgyn
Apis D 12–30

Anerkennung, verlangt
Palladium D 6–12

Angst KENT I/2 und I/40
- zum Arzt zu gehen
Arsenicum alb. D 12

- vor Karzinom
Arsenicum alb. D 12

Anorexia nervosa (A. mentalis)
Natrium mur. D 200 alle 4 Wochen 1 Gabe
Mica D 6, 3 × 1 Tbl. über Monate

Antibaby-Pille, schlecht vertragen
Lachesis D 12
Cimicifuga D 4

Apis D 4
Nos. Oestro-Gesta comb. D 30 (Staufen-Pharma)

Antibiotika-Schäden (Folgen)
Sulfur D 4
Lachesis D 12
Myristica D 4
Thuja D 4–30

Arbeit wie ein Berg
Kalium phosph. D 6

Argwöhnische Frauen
Anacardium D 30, Hyoscyamus D 30, Mercur. sol. D 12

Arrogante Frauen
Palladium D 12

Arzneimittel-Intoxikation (-Exanthem-Allergie)
Okoubaka D 2–6

Augenbrauen
– ausfallend und Schamhaare
Helleborus D 6

– ausfallend nur seitlich
Agaricus D 6, Thuja D 6

Augenringe, dunkle
Sepia D 6–12
Lycopodium D 6–12
Acid. nitricum D 6–12

– blaue
Anacardium D 4–30

Autoaggressionskrankheiten
Okoubaka D 3
potenziertes Eigenblut

Autointoxikation
Sulfur D 12
Pyrogenium D 30

– chronische
Kalium brom. D 6

Autoritäre Frauen
Lachesis D 12
Lycopodium D 12

„Backfischmittel" (schwärmend)
Apis D 4–6

Bauch
- empfindlich
Conium D 6
Belladonna D 6–12

-   - gegen Berührung
Aconitum D 6

- Schläfer und > durch Bauchlage
Medorrhinum D 30

- Speck übermäßig
Ammonium mur. D 6–12

Beckenverletzungen
Bellis D 3, 4

Beendet nichts, was sie angefangen hat
Medorrhinum D 30

Behäbige Frauen, die immer müde und matt sind, unreinlich in der
Körperpflege
Ammonium carb. D 12

Beißen, Neigung zu
Bufo D 6–12

beleidigt, leicht
Calcium carb. D 6–12 (Sepia, Staphisagria, Palladium)

Beleidigung, kann B. nicht vergessen
Natrium mur. D 200
Staphisagria D 200

Berührungsüberempfindlich
Lachesis D 12–30

Besorgte Frauen
Ignatia D 12–30

Blasenschwäche (nervös)
Cannabis sat. D 3

- Reizblase Hauptmittel
  Petroselinum D 3
  Aristolochia D 3

- bei jungverheirateten Frauen
  Staphisagria D 4–12

Blaue Mäler bei leichtem Stoß
  Phosphor D 6
  Arnica D 3–4

Blutverluste, Folgen von
  China D 4–12
  Phosphor D 6
  Kaliumph. D 6

Bösartige, rachsüchtige, harte Frauen
  Kalium jodatum D 6–12

Boshafte Frauen   KENT I/20
  Anacardium D 6–30
  Arsenic. alb.
  Sepia, Stramonium
  Cuprum

Charakterveränderungen, plötzliche
  Medorrhinum D 30–200

Cortison-Schäden
  Phosphor D 12
  Cortison D 30

Cushing
  Apis D 30

Cutis marmorata
  Nux vomica D 6

Damenbart
  Sepia D 6–12

Demütigung, geringste nicht vertragen
  Lycopodium D 12–30

Diktatorische Frauen   KENT I/25
  Lachesis D 12–30

Dystrophia adiposogenitalis
  Graphites D 10–30

Aurum D 6–30
Magnesium phos. D 6–12
Sulfur D 6–200

Egoistische Frauen   KENT I/94
Pulsatilla D 6 (Sulfur, Lycopod., Luesin., Mercur.)

Egozentrische Frauen, die dominieren wollen
Platin D 30 („Hypertrophie des Ego")

Ehemann wird vor den Kindern beschimpft
Anacardium
Lachesis
Nux vom.
Veratr. alb.
Arsenic. alb.

Eheschwierigkeiten um das 40. Jahr
Luesinum D 30

Ehrgeizige Frauen
Platin D 6–200 mit Ellbogen, Lycopodium

Eifersucht   KENT I/26
– mehr oberflächlich, aber penetrant
Lachesis D 30–200

– mit viel Seufzen
Ignatia D 6–30

– ärgerlich
Nux vomica D 6–30

– beleidigt
Staphisagria D 30

– grundlos, schwärmend
Apis D 6–30 (Backfisch und klimakterisch)

– wütend, meist passiv
Hyoscyamus D 30

– weinerlich, apathisch
Acid. phosphor. D 6–12

– Folgen von E.
Apis D 30

Eifersuchtswahn
  Lachesis LM 6–18, 3 × tgl. 5 Tropfen, bis Lachesis-Symptome auftreten (WIPP)

Eigensinnige Frauen   KENT I/26

Eiskalte, hydrogenoide Frauen
  Aranea diad. D 12–30

Elektrisches Gefühl   KENT I/465

Elephantiasis
  Arsenicum alb. D 6
  Lycopodium D 6
  Hydrocotyle D 6

Empfindliche und romantische Mädchen mit Drang zum Singen
  Cocculus D 6–12

Enttäuschungen, sehr empfindlich, lange betrübt
  Aurum D 12–200

– Folgen von E.
  Cimicifuga D 12–30 weinerlich, verzweifelt

Epheliden s. Sommersprossen

Erdstrahlen, empfindlich gegen E.
  Calcium carb. D 10

Ernste Frauen   KENT I/30

Erregte Frauen
  Magnesium phosph. D 6–30

Erröten, stark vor andern (Erythema pudendum)
  Ambra D 3–4 (Amyl. nitr., Glonoin)

Erschöpfte Frauen (nach vielen Geburten)
  Helonias D 2–4
  Sepia D 12
  (Aletris, China)

Erschöpfte, deprimierte Frauen, die sich nur bei Arbeit oder Zerstreuung wohl fühlen
  Helonias D 2–3

Erschütterungen, seelische Folgen von E.
  Cimicifuga D 12–30 weinerlich, verzweifelt

Erythrozyanose
  Pulsatilla D 4–12

Examensangst, (-Diarrhö), Reisefieber
Argentum nitric. D 30

Examensangst bei Studentinnen
Anacardium D 12–30

Fallen lassen, Frauen, die alles f. l.
Apis D 4–30 (Ovarialzysten?)

Faule Frauen
Graphites D 12–30 fett, frostig, frigide
Kalium sulf. D 6–30 Abneigung gegen Arbeit
Carbo veget. D 12 träge
Aurum D 12–30 initiativlos, geistig schwach
Sepia D 12–30 Trägheit, Lässigkeit
Calcium carb. D 12–30 hell, frostig, wohlgenährt

Flecken im Gesicht bei jungen Mädchen
Cimicifuga D 4

„Flitterwochenmittel" (überreizt durch sexuellen Abusus)
Cocculus D 6–30

Fluchen
Anacardium D 30

Frauen,
– die verordnete Medikamente nicht nehmen („nützt ja doch nichts")
Arsenic. alb. D 6–12
Hyoscyamus D 6–30

– fühlen ihren Uterus
Murex D 6
Helonias D 2–6

– sind überempfindlich bei gynäkologischer Untersuchung
Platin D 6–12

– sind nachts lustig und lebhaft
Cypripedium D 3–4

– ziehen sich nicht gern schön an
Natrium muriat. D 12–30

– die Widerstand gegen Psychotherapie haben
Natrium mur. D 12–200

– die fürchten, sich lächerlich zu machen
Natrium mur. D 12–200

- die in Gesellschaft bestrebt sind aufzufallen, zu glänzen, bestätigt, bewundert und umschmeichelt zu werden
  Palladium D 12–200
- die sich in vergangene Sorgen und traurige Gedanken vergraben
  Ambra D 4
- die Buchstaben und Worte beim Schreiben auslassen
  Kalium phos. D 6–12
- die sich leicht versprechen
  Lycopodium D 12–30
- die sich häßlich finden
  Tuberculin D 30
- die sich nicht gern schön anziehen
  Natrium mur. D 12–200
- die eine Abneigung gegen Kinder haben
  Raphanus D 30
- die Gegenstände in die Ecken feuern
  Staphisagria D 12–30
- bei denen alle moralischen Hemmungen fallen
  Anacardium D 200
- die sich nicht gern fotografieren lassen
  Sepia D 12–30

Frieren beständig   KENT II/23

Furcht Folgen von F.
  Apis D 30

Gänsehaut   KENT II/424

Gefühllose Frauen
  Anacardium D 6–30
  Lachesis D 12–30

Geizige Frauen
  Lycopodium
  Sepia
  Arsenic. alb.
  Bryonia

Gekränkt, leicht
  Sepia D 12–30
  Staphisagria D 12–30

Genitale Hypoplasie
    Hypericum D 6
Gerührt, leicht zu Tränen g.
    Platin D 12–30 bei geringstem Anlaß
    Lycopodium D 12–30, Sumbulus D 1–6
Geschwätzigkeit
    Lachesis D 12–30
    (Veratrum alb., Agaricus, Mercur. cyanat., Pyrogenium
    D 30, Paris quadrif., Sticta)
Gewissensbisse, leiden unter G.
    Cyclamen D 12–30
Gewissenhaft, übermäßig
    Cyclamen D 12–30
Gewissensnot wegen Kleinigkeiten
    Silicea D 12–30
Gleichgültig gegen Kranke
    Platin D 12–30, Luesin D 30
Grausamkeit
    Anacardium
    Lachesis
    Platin
    Lyssinum
    Tarantula hi.
Grimmige Frauen
    Stramonium D 12–30
Grobheit
    Anacardium D 12–30
Groll, tiefer
    Staphisagria D 12–30
Größenwahn
    Platin D 6–30
    Luesinum D 30, Phosphor D 12–30
Haarausfall   KENT I/185
Haare
– blond
    Calcium carb., Belladonna

18

- brünett
  Nux vom., Bryonia
- rötlich
  Phosphor., Sulfur
- kraus
  Acid. nitricum
- zart
  Phosphor
- sehr fett
  Bryonia
- sehr trocken
  Kalium carb.
- Enden verfilzt
  Borax
- Schmerz an den H.
  Acid. nitricum
  Anhalonium
- Waschen, danach jedesmal erkältet
  Dulcamara D 6
- auf der Zunge
  Natrium mur.
  Silicea
  Kalium bi.

Haarwuchs an ungewöhnlichen Stellen
  Lycopodium D 6–12

Handschweiß junger Frauen
  Castor equi D 200

Hartherzig
  Anacardium D 6–30
  Lyssinum D 15–30

Haß
  Anacardium
  Lachesis
  Agaricus

- plötzlich gegen geliebte Menschen
  Tuberculinum
  Acid. fluoricum

Hastige Frauen
  Lachesis
  Medorrhinum
  Sepia
  Apis
  Ambra
  Tarantula hi.
  (Moschus, Argent. nitr., Lilium tigr., Cantharis, Crotal. h.)

„Hausputzfieber"
  Helonias D 1–3

Heimweh KENT I/60
  Capsicum D 6–30 (mit roten Backen)
  Acid. phosphor. D 6–12 (magert ab)
  Ignatia D 12–30   stiller Kummer
  Carbo animalis D 12–30   traurig, will allein sein

Heirat danach Beschwerden
  Medorrhin D 30–200

Herrschsüchtig
  Lachesis, Lycopodium, Phosphor

Herzklopfen bei jungen Mädchen
  Aurum muriat. natr. D 4–6 Tbl.

Hirsutismus
  Glandul. supraren. D 12–30   alle 14 Tage
  Testosteron D 15–20   alle 14 Tage
  Cortison D 15–30   alle 14 Tage
  Sepia D 12
  Barium carb. D 6–12

Hoffnungslosigkeit
  Lycopodium D 6–30
  Psorinum D 15–30
  Luesinum D 30

Hyperhidrosis
  Salvia off. D 2 (Tilia D 2–6, Sambuccus n. D 2–6)

20

Hypogenitalismus
Calcium carb. D 12

Hypophysäre Kachexie
Cimicifuga D 3 (Sabal serul.)

Hypophysär fette Typen
Cimicifuga D 3–12

Hysterische Anfälle bei Mädchen
Tarantula D 6

Illusionen, Neigung zu
Lac can. D 12–30

Imbezillität mit stupidem Lachen
Bufo D 12

Impulse zu vergiften
Lachesis D 12–30

Infantilismus
Aurum D 12
Calcium carb. D 12
Barium carb. D 12
(Calcium phos., Pulsatilla, Tuberculin)

Intersexuelle Typen
Cimicifuga D 3–12

Intolerante Frauen
Psorinum D 15–30

„Jammerbasen"
Hypericum D 6
Passiflora Ø (auch im letzten Stadium bei Ca.)

Keifende Weiber
Chamomilla D 30

Kleptomanie KENT I/65
Tarantula D 12–15
Causticum D 6–12

Kitzlig, extrem
Phosphor D 6–30

Komedonen
Natrium phosphor. D 6 (Hauptmittel)
Natrium mur. D 6 schwarze Kuppe

Kopfekzem
  Vinca minor D 4

Krankheit vor Ausbruch einer K. bes. wohl
  Psorinum D 30 (Nux vomica)

Kränkungsfolgen
  Ignatia D 200
  Natrium mur. D 200

Kummerfolgen
  Ignatia D 30
  Ambra D 4
  Mancinella D 12

Lampenfieber mit Herzklopfen
  Strophanthus D 2 („Fahrschulmittel")

Launische Frauen
  Cocculus D 6–12

Lichen pilaris
  Pulsatilla D 4
  (Antimon cr. D 4, Selen D 4)

Liebeskummer
– Gefühl, daß zu wenig Liebe auch im eigenen Geschlecht
  Natrium mur. D 30 (gekränkt)

– unlösbar
  Ignatia D 200

– durch Verlust
  Natrium mur. D 30

– durch Tod
  Lachesis D 200

– Folgen von L. bei jungen Menschen
  Acid. phosphor. D 6

Lipome
  Barium carb. D 6
  Graphites D 12
  Lachesis D 12
  Lapis alb. D 12

Lügen
> Lachesis
> Luesinum
> Platin

Magersucht hypophysär
> Calcium phosph. D 12
> Phosphor D 12
> Acid. phosphor. D 12
> Natrium mur. D 12
> Tuberculin D 30
> Luesin D 30
> Silicea D 12
> Pulsatilla D 12
> Cimicifuga D 12

Männer, Vorliebe zu älteren M.
> Silicea D 12
> Pulsatilla D 12

– Abneigung gegen M.
> Pulsatilla D 12
> Tuberculin D 30
> Ammonium carb. D 12

Mann-Weiber
> Aurum D 12
> Barium D 12

Medikamentenüberempfindlich s. Arzneimittel S. 11
> Cuprum D 6–30

Mißtrauisch
> Lachesis D 12–30

Moralisches Empfinden herabgesetzt
> Kalium brom. D 12
> Anacardium D 4–30

Nachgiebig
> Silicea D 12
> Cyclamen D 12

Nachtragend KENT I/152
> Natrium mur. D 30 (Acid nitr., Staphis.)

Nacken-Ekzem
Natrium mur. D 12

Nackt ausziehen, gerne
Veratrum alb. D 6

Nasenbluten in der Pubertät
Crocus D 1–30

Nase, rote bei jungen Frauen
Ferrum D 6–30 (Natrium carb., Borax)

Nervöse Beschwerden, allgemein
Ambra D 3

Neugierig, extrem
Lycopodium D 6–30

Neuropathische Frauen, gut aussehend
Crocus D 4–12

Oberschenkel, Wundreiben zwischen den O.
Graphites D 12

Obstipation KENT III/616

Orthostatische Dysregulation
Haplopappus D 2–3

Osteochondrose
Strontium carb. D 12
Hekla Lava D 4–12

Osteoporose
Calcium fluor. D 6 (+ Silicea D 6)
Strontium carb. D 12
(Aristolochia, Cimicifuga, Symphytum, Natrium fluor., Cortison D 30)

Oxyuren (auch nach Versagen aller allopathischen Mittel sicher wirkend)
Cuprum oxyd. nigr. D 3 (3 × 1 Tbl. 6 Wochen lang)

Partusisten, Schäden
Nos. sdf Fenoterol D 15–30 (Staufen-Pharma)

Periodizität KENT I/490
P. enorme Cedron D 6

Periorale Blässe
Stramonium D 6–30

Prozeßsüchtige Frauen
  Lachesis D 12–30

Rachsüchtig, bösartig
  Kalium jodatum D 12
  Acid. nitricum D 12

Rauschgiftsucht
  Sulfur D 6
  Carbo veget. D 6

Reinlichkeit
– übertriebene
  Tuberculin D 30 (Luesinum D 30)
– mangelhafte
  Sulfur D 6–12

Rhinitis, chron., junger Mädchen
  Pulsatilla D 4–6 (Thuja)

Riesenwuchs
  Mater perlarum D 12–30
  Hypophysis D 15–30

Romantisch, sentimental < Mondschein
  Antimonium crud. D 6–30

Sarkastisch
  Lachesis D 12–30, Medorrhinum D 30
  Lyssinum D 30

Schamhaare ausfallend
– und Achselhaare
  Selenium D 6–12
– und Augenbrauen
  Helleborus D 6–12
– und Kopfhaare
  Acid. nitricum D 6–12

Schamlosigkeit
  Bufo D 6

Schimpfen
  Anacardium, Tuberculin, Lachesis, Luesin

Schlaflosigkeit   KENT I/371

25

Schlampige Frauen
Mercurius sol. D 12–30

Schlankheitsfimmel
Calcium phosphor D 12

Schmuck, Abneigung gegen Sch.
Sepia D 12–30

Schreien, heulen, fluchen, Kleider zerreißen
Veratrum alb. D 6

Schüchternheit
Pulsatilla D 4–12
Lycopodium D 6
Ambra D 3
Natrium phos. D 6–12

Schwindel KENT I/153 und NASH*

Selbstvertrauen, Mangel an KENT I/94
Silicea D 12
Lycopodium D 12
Anacardium D 12

Seufzen, häufiges
Ignatia D 6–30 (Helleborus D 6)

Sheehan s. Magersucht

Simmondsche Kachexie
Hypophysis D 1–3 Trit.

Simulation, Neigung zu S.
Nux mosch. D 6–30

Singen, dauernder Drang zum S. KENT I/95
Cocculus D 6–30
Crocus D 6
Lachesis D 12

Sommersprossen
Calcium carb. D 12
Lycopodium D 6
Graphites D 12

---

* NASH, E. B.: Leitsymptome in der homöopathischen Therapie. Karl F. Haug Verlag, Heidelberg

Antimon cr. D 4
(Thuja, Acid. nitricum)

Sonnen-Bestrahlung macht Pigmentierung
    Acid. muriaticum D 6–12
– Licht verschlechtert
    Belladonna, Agaricus, Glonoin, Anhalonium
– Wende, um die Zeit der SW < (*Barthel* II/571)
    Pulsatilla D 4–30

Sorgen, Folgen von S.
    Ambra D 4

Sparsame Frauen   KENT I/55

Spricht über ihre Krankheiten
– gern
    Magnesium phos. D 6
    Nux vomica D 6
– ungern
    Pulsatilla D 4–30 (Natrium mur.)

Spritzenabszeß
    Ledum D 4

Stehlen
    Sulfur
    Calcium carb.
    Sepia, Mangan

Streitsucht
    Lachesis D 12–30
    Tarantula D 12–15
    Platin D 12–30

Struma bei jungen Frauen   KENT III/308
    Flor de Piedra D 15

Suizid-Neigung   KENT I/93

Sulfonamide, zum Entgiften danach
    Sulfur D 12–30

Sympathie, starkes Verlangen nach
    Causticum D 6–12

Tobsuchtsanfälle
Stramonium D 30–200
Mercur. cyan. D 12–30

Trauer, Folgen von T.
Acid. nitricum D 12–30

Trost
– ablehnend
Natrium mur. D 12–200
Ac. nitricum D 12

– bedürftig
Pulsatilla D 12–200
Phosphor D 12–200

– los KENT I/111

Untröstlich
alle Säuren können in Frage kommen

Überhebliche Frauen
Platin D 12–200

Unbarmherzig
Anacardium D 12–30
Platin D 12–200

Undankbar
Sulfur D 12–30
Tarantula hi. D 12–200

Ungeschicklichkeit der Hände, läßt Dinge fallen
Apis D 4–30
Bovista D 6–12

Ungeschickte Frauen
Agaricus D 6
Apis D 6–30 „Die Ungeschickte, Nervöse"

Unsaubere Frau
Ammonium carb. D 4–6

Unzufriedene Patientin
meist Natrium mur. D 12
Tarantula hi. D 12

Venen der Haut, durchscheinend
Ferrum D 6–12

Venektasien
Thuja D 4–30

Venenschmerzen in den Beinen
Millefolium D 4
Taraxacum D 3–4

Verachtung anderer
Platin D 12–200

Verlassensein, Ideen von V.
Cyclamen D 12–30

Verleumdungsneigung
Anacardium D 4–30
Lachesis D 12–30

Verreisen bessert die Beschwerden
Helonias D 2–3

Verschwenderisch
Causticum D 12–30

Verwahrloste Frauen
Sulfur D 30–200   (Kommune, Hasch usw.)
Acid. sulfuricum D 12–30   (Alkohol)

Verzweifelt
Cimicifuga D 4–30, Ac. phosphor. D 6–30

Virile Frauen (s. auch intersexuelle)
Aurum D 12–30
Barium D 12

Wasserscheue Frauen
Hyoscyamus D 30 (Nabelschnurumschlingung bei Geburt?)

Weinen und weinerliche Frauen   KENT I/144

Widerspruchsgeist   KENT I/26, 147, 151

Widerspruch, verträgt keinen
Lycopodium
Aurum
Sepia
Silicea
Ignatia

„Witwenmittel" (Folgen plötzlicher Abstinenz)
Apis D 4–6

Wutanfälle, heftige
>   Hepar sulf. D 30
>   Tuberculinum D 30
>   Pulex D 30

Zärtlichkeitsbedürfnis, großes
>   Lycopodium D 12–30

Zellulitis
>   Harpagophytum D 1–3
>   Thuja D 6–30   bes. Hüften und Becken
>   Natrium sulf. D 12 und Solidago Ø-D 2 (Apis, Silicea)
>   s. auch VOISIN S. 114
>   (günstig Darmkur nach F. X. Mayr)

Zerreißen von Sachen
>   Tarantula hisp. D 12–30

Zerstörungswut
>   Tuberculin D 30
>   Agaricus D 6
>   Tarantula hi. D 6
>   Veratrum D 6

Zornig, danach schlaflos
>   Bryonia D 30, Tuberculin D 30, Magnes. c. D 30

Zwergwuchs
>   Luesinum D 30–200
>   Barium carb. D 12–30
>   Mater perlarum D 3, 4
>   Epiphysis D 12–30

Organerkrankungen

Es sei nochmals besonders auf die Notwendigkeit einer genauen Diagnostik hingewiesen.

Übler Geruch aller Absonderungen im Bereich des weiblichen Genitale
    Acid. nitricum D 6
    Acid. carbol. D 6
    Sepia D 6–12
    Nux vomica D 6
    Kreosot. D 4
    Medorrhin D 30 und Thuja D 4 Fischlake-Geruch
    Mercurius sol. D 12 übelriech. Genitalschweiße

Ohnmacht bei gynäkologischer Untersuchung
    Moschus D 3–12
    Platin D 6–200

Urethra

Urethra   KENT III/687

– *Mündung Brennen*
    Clematis D 3, Staphisagria D 4

– – *Entzündung*   KENT III/693

– – *gerötet*
    Sulfur D 12   KENT III/693

– – *Ektropium, Karunkel*
    Capsicum D 6–30 (bewährt!)
    (Apis, Cannabis, Eucalyptus)

– – *empfindlich*   KENT III/710

– – *Ulcus*
    Acid. nitricum D 6, Mercurius corr. D 6 (Abrotanum, Lac canin.)

– – *Prolaps* nach Wasserlassen
    Cannabis sat. D 4–6

– – *Tumoren*   KENT III/693

Äußeres Genitale

Mons veneris   stechender Schmerz
> Paraffin D 3–6

Hypogenitalismus
> Calcium carb. D 12–30

Vulva, äußeres Genitale   KENT III/753
> Die meistindizierten Mittel sind *Mercurius* und *Sepia*

Neigung, die äußeren Genitale zu berühren
> Hyoscyamus D 30, Zincum D 30, Bufo D 12

Reiben der Schenkel beim Gehen führt zu sexueller Erregung
> Lac caninum D 12–30

– *Abszesse*
> Apis D 4
> Belladonna D 4–6
> Hepar sulf. D 4–200
> Mercurius D 6–12
> Sepia D 6–12
> Pulsatilla D 3–6

> – – die nicht heilen wollen
>> Silicea D 4–12

Ausfall der Schamhaare
> Natrium mur. D 6–12
> Acid. nitricum D 6–12

Ausfall der Schamhaare und Augenbrauen
> Helleborus D 6

Berührung führt zu Vaginismus, Nymphomanie
> Lyssinum D 12

– – führt zu sexueller Erregung
> Lac caninum D 12–30

– *Bläschen* – Ausschlag
> Rhus tox. D 6
> Sepia D 6–12
> Graphites D 8–12

– *Brennen*
> Sulfur D 12

Cantharis D 6
Graphites D 8–12
Sepia D 12
Kreosotum D 4–6
Rhus tox. D 6
Mercurius D 12

Vulva, *empfindlich – überempfindlich*
Platin D 6–30
Staphisagria D 4–30
Zincum D 12–30
Plumbum D 6–30 (und Vagina)
Murex D 6–12
Tarantula hi.
< hinsetzen   Berberis, Kreosot

– *Empfindungslosigkeit* der Genitalschleimhäute (führt zu mangelhafter Befriedigung)
Kalium brom. D 6–12

– *Entzündung,* **akute Vulvitis**
Sulfur D 6–12   Hauptmittel auf Diagnose
Acid. nitricum D 6–12
Thuja D 4–12
Graphites D 8–12

–   – *weitere Mittel*
Sepia D 6–12   follikulär
Dulcamara D 4–6   follikulär
Apis D 4–6   starkes Ödem
Natrium mur. D 4–6   Vulva wund
Cannabis sat. D 6   sexuelle Erregung
Kreosotum D 4–6   übelriechender Fluor
Kalium bichr. D 6–12   Schwellung, Jucken, Pusteln, Ulzera
Helonias dioica D 1–6   intensiv mit Jucken und Hautabschilferung
Cantharis D 4–12   Brennen und Jucken, schleimiger Fluor
Mercurius sol. D 4–6   Brennen und Jucken mit Ulzerationen (< nachts)
Mercur. corr. D 6   Entzündung mit Jucken
Xerophyllum D 12   mit schrecklichem Jucken
Chimaphila D 2–6   Labien entzündlich geschwollen
Pulsatilla D 4–6   bei jungen Mädchen
Calcium carb. D 4–6
Ocimum can. D 6
Tilia Ø-D 12
Rhus tox. D 4–6
Aconitum D 4–6
Monilia alb. D 30

– *Entzündung,* **chronische Vulvitis** (Diabetes?)
    Mercurius D 6–12
    Sepia D 6–12
    Thuja D 4–6
    Medorrhinum D 20–30
    Kreosotum D 4–6
    Hydrastis D 4–6   auch lokal Pinselung mit D 1–2
    Pulsatilla D 4–12
    Calcium carb. D 6–12
    Copaiva D 3–6
    Monilia alb. D 30

Vulva *Vulvo-vaginitis infantum* (Gonorrhö?)
    Caladium seg. D 4

– *Ekzem*   KENT III/753
    Graphites D 8–12
    Monilia alb. D 30
    Sepia D 6–12   feucht
    Croton tig. D 6   nässend
    Rhus tox. D 6–12   Bläschen
    Aristolochia D 3–12   nässend, Pruritus
    Petroleum D 12   < im Winter
    Plumbum D 12

– *Erosionen*
    Mercurius sol. D 12 (vulvovaginal)

– *Erysipel*
    Rhus tox. D 6
    Apis D 4

– *feucht* (und wund)
    Petroleum D 8   auch Gefühl, als ob feucht
    Eupatorium purp. D 4–6

– *Fisteln*
    Silicea D 4–12

– *geschwollen*   s. auch Ödem   KENT III/754
    Ocimum canum (Basilicum) D 3–30
    Paeonia D 2–3
    Acid. nitricum D 6–12
    Arsenicum alb. D 6 (Rhus tox., Pulsatilla, Kreosotum, Sene-
    cio)

– – und Aphthen
   Carbo veget. D 6–12
– – rot, Schmerz b. Sitzen
   Collinsonia D 3–6
– – Gefühl der Schwellung von Labien und Klitoris
   Collinsonia D 3

Vulva, *Herpes* (et vaginae)   KENT III/753
   Petroleum D 8
   Sepia D 12
   Rhus tox. D 12
   Sarsaparilla D 12
   Dulcamara D 4–6
   Robinia D 6
   Vaccininum D 20
   Malandrinum D 20, 30
   (Dulcamara D 4–6, Tellur D 6, Natrium m. D 12)

– *Herpes*   durch jede Erkältung
   Dulcamara D 4–6

– *Vulvitis herpetica*
   Xerophyllum D 6–12

– *Herpes praeputialis*
   Mercurius sol. D 12
   Acid. chromicum D 6–12

– *Kälte*
   Platin D 6–12

– *Kondylome* (Feigwarzen)   KENT III/753, II/171
   Acid. nitricum D 6   blumenkohlartig am Übergang von
      Haut zu Schleimhaut
   Thuja D 4   Sycosis, Sabina D 4 blutend
   Medorrhinum D 20–30   Sycosis (auch zusätzlich 1 Gabe)

– – *weitere Mittel*
   Calcium carb. D 6–12
   Cinnabaris D 6   rot, leicht blutend
   Coccus cacti D 2–3   mit reichlich Schleim und Urethritis
   Euphrasia D 4–12   juckend, häufige Gaben
   Hepar sulf. D 6–30
   Kalium jod. D 2–3
   Lycopodium D 6–12   gestielt, trocken, juckend, evtl. auch impetiginisiertes
      Ekzem mit Jucken und Bläschen
   Mercurius sol. D 6–12   lymphatisch

Natrium sulf. D 12   weich, rot, fleischig
Phosphor D 6–12   bluten leicht
Sabina D 4   juckend, schmerzhaft, blutend (und anal)
Sarsaparilla D 2–6
Staphisagria D 4–12   fadenförmig (und anal)
Tarantula hisp. D 12   Vulva trocken und heiß, viel Jucken

– *Kraurosis* Monil. alb. D 30
Conium D 6, lokal Hydrastis D 1, Conium Salbe
s. a. Pruritus vulvae

– Ödem, s. auch V. geschwollen
Apis D 4 (> kaltes Wasser)
Mercurius sol. D 12
Acid. nitricum D 6–12
Chininum sulf. D 6
Jodum D 6–12

Vulva, *Papeln, Pusteln*
Sepia D 6–12
Graphites D 12
Acid carbol. D 6

– *Pickel* KENT III/753

– **Pruritus vulvae** KENT III/755, VOISIN s. 483. (Soor? Tricho-
monaden? Diabetes?)
Sulfur D 6–12   Rötung der Körperöffnungen
Acid. sulfuric. D 6–12   heftig, im Klimakterium, bei Diabe-
tes
Mezereum D 4–6
Sepia D 12   Trockenheit der Vagina, Abneigung gegen Koi-
tus
Alumina D 4   reichlich Fluor mit Brennen, P. v. senilis
Caladium seg. Ø–D 3   große sexuelle Erregbarkeit, Nym-
phomanie, Gravidität, Klimakterium, < Bettwärme (mit P.
vaginae), nicht berührungsempfindlich
Ambra D 1–3   unerträglicher P., überempfindlich, Fluor,
schlaflos, Pat. will allein sein
Conium D 6   auch lokal als *Conium-Salbe* „DHU". Lokal
sehr gut wirken Molkebäder, besonders auch bei Craurosis
vulvae.
Arsenic. alb. D 6–12   (evtl. im Wechsel mit Thuja D 4)

– – – *weitere Mittel*
Acid. nitric D 4–12   kalte Haut, wund, Ulzeration

Ammonium carb. D 4

Aristolochia D 3–12   Libidinös, mit nässendem Ekzem

Arundo D 6   mit sex. Erregung

Aurum D 12

Borax D 4–30   mit Vulva-Ekzem

Calcium carb. D 6–12   Jucken und Brennen < vor und *nach* der Periode

Cantharis D 6

Carbo veg. D 6–12   Aphthen, Varicosis vulvae < feuchtwarmes Wetter

Coffea D 6   Vulva und Vagina überempfindlich

Collinsonia D 6   Stauungen im kleinen Becken

Colchicum D 4–6   Schmerzen beim Hinsetzen

Dolichos D 2–3

Fagopyrum D 4–12   < in der Ruhe

Graphites D 10

Gratiola D 3–6   Pruritus vulvae et vaginae

Helonias D 2–6   reichlich Fluor, Periodenstörungen, Schwäche, „Hausputzfieber"

Hepar sulf. D 6–12   < Menses

Hydrastis D 2–D 30   sexuell übererregt (D 1 auch lokal!)

Hydrocotyle D 3 (Pr. ani)

Ignatia D 4–12   Kummer, psychische Erregung, widersprüchlich

Kalium bichr. D 6–12   mit Ulzerationen, starkes Brennen mit Erregung, < warmes Wetter

Kalium bromat. D 6–12   sexuell übererregt

Kalium carb. D 4–12   mit Pruritis univ. bei Periode

Kalium jod. D 6–12   Jucken und Brennen

Kreosotum D 4–6   > warme Anwendungen, ätzender Fluor

Lilium tigrin. D 2–6   Fluor wäßrig, gelb, scharf, stinkend (bei Trichomonaden D 2–3)

Luesinum D 30   mit Ulzeration

Lycopodium D 6–12

Medorrhinum D 30   allein oder zusätzlich als Zwischengabe

Mercurialis per. D 4–6   (et ani) < bei Miktion

Mercurius sol. D 6–12   Ulzerationen, wund (mit Cystitis)

Monilia albic. D 30   (Nosode alle 4 Wochen 1 Gabe!) Kraurosis

Moschus D 2–6   sexuell übererregt, Wundheit der Labien, erschöpfte Nymphomanin, Weinen bei Musik

Murex D 6–12   mit sex. Erregung

Natrium mur. D 6

Origanum D 8   mit sex. Erregung

Petroleum D 6–8   < im Winter

Platinum D 6–12   hochmütig, gesteigerter Sexualtrieb

Plumbum arsenic. D 12   bei mageren Alten

Psorinum D 15–30

Radium brom. D 30

Rhus tox. D 4–12

Sabina D 4   Ulzerationen

Silicea D 6–12   Ulzerationen

Tarantula hisp. D 6–12   trocken, heiß, nach Periode

Thuja D 4–12   Genitale empfindlich, wund, Jucken und Brennen (dazu Medorrhinum D 30 als Zwischengabe)

Urtica D 3–6   mit Stechen und Ödem

Viola tric. D 3

Xerophyllum D 6–12   mit sex. Erregung
Zincum D 6–12   mit sex. Erregung

– – *an Vulva, Damm und After*
   Agnus cast. D 3–6
   Copaiva D 2–6

– – *zwischen den Labien*
   Sulfur D 6–12
   Kreosotum D 4–6

– – lokale Anwendung von H_2O_2 1 : 12

Vulva, *Risse*
   Acid. nitric. D 6   (Graphites D 8–12, Carbo veg. D 6–12)

Vulva, Schmerzen stechend
   Borax D 3–6

– *schmerzhaft, überempfindlich*
   Platin D 6–12   kann keine Binde tragen
   Sepia D 6–12   Abneigung gegen Koitus

– – – *weitere Mittel*
   Murex D 4–12   sexuell übererregt
   Thuja D 4–6
   Coffea D 6
   Berberis D 4
   Kreosotum D 4–6
   Mercurius D 6–12
   Staphisagria D 4

– *Schweiße*
   Mercurius D 6–12
   Sulfur D 6–12
   Thuja D 4–6
   Dioscorea D 6 (stark riechend)

– – *weitere Mittel*
   Lycopodium D 6–12
   Calcium carb. D 6–12
   Silicea D 4–12
   Petroleum D 8

– *Schwellung* s. V. geschwollen

– *trocken und heiß mit viel Jucken*
   Sepia D 6–12
   Natrium mur. D 6–12
   Tarantula hisp. D 12–30   (besonders nach der Periode)

- *Ulcera*   KENT III/753
    Acid. nitric. D 6–12
    Kalium bichr. D 6
    Mercurius D 6–12
    Sepia D 6–12
    (Petroleum D 8, Arsenic. alb. D 6, Belladonna D 4–6, Luesinum D 30, Silicea D 12, Alumina D 6)

- *Ulcera, chronische*
    Sarsaparilla D 12
    Fuligo D 12

- *Ulkus auf den Labien* (Karzinom?)
    Luesinum D 30
    Acid. nitric. D 6
    (Graphites D 8–12, Arsenic. alb. D 6, Aur. mur. nat. D 4)

Vulva *Varizen*
    Carbo veg. D 6–12
    Calcium carb. D 6–12
    Calcium fluor. D 6–12
    Lycopodium D 6–12
    Thuja D 4
    Hamamelis D 2
    Nux v. D 6
    Zincum D 6–30

- *Warzen*
    Thuja D 4–6
    Medorrhinum D 20–30
    Sabina D 4
    Aurum mur. D 6

- *Wundheit, Exkoriation*   KENT III/754
    Thuja D 4–30
    Acid. nitricum D 6–12
    (Calcium carb., Mercurius sol., Sepia, Kreosotum)
    Petroleum D 8   feucht

- *und Vagina überempfindlich*
    Plumbum D 6–12

-   - überempfindlich und wollüstiges Jucken
      Coffea D 6

– *um die V. Pusteln* und blutiger Eiter
   Acid. carbol. D 6–12

Labien
– und Vagina-Brennen
   Carbo anim. D 2–6

– Vagina und Klitoris, Gefühl wie geschwollen
   Collinsonia D 3

– stechender Schmerz
   Ocimum canum D 6–30

– an den großen L. warzenförmiger Ausschlag (Kondylome, s. dort)
   Gossypium D 2–6

– *Nymphomanie*
   Caladium seg. D 1–3
   Platin D 6–12
   Murex D 4–6
   Lilium tigr. D 4–12
   Phosphor D 6–12

– – *weitere Mittel*
   Acid. fluoric. D 6–12
   Calcium phos. D 6
   Cantharis D 6
   Hyoscyamus D 6
   Lachesis D 12
   Robinia D 4–6
   Stramonium D 6
   Tarantula hisp. D 12–30   mit Schwellung
   Veratrum alb. D 6

Bartholinitis
   Hepar sulf. D 30–200   im Beginn
   Hepar sulf. D 3–4   bei Eiterbildung
   Mercurius D 6

– subakut Mercurius bijod. D 6

– rezidivierend
   Thuja D 4
   Medorrhinum D 30 als Zwischengabe

Damm, Gefühl, als ob man auf einem Ball sitzt
   Cannabis sat. D 6–12
   Chimaphila D 1–6

– *Ekzem*   KENT III/631

- *Herpes*
  Petroleum D 8–12
  Natrium mur. D 12
  (Kalium carb., Tellur)
- *Jucken*   KENT III/625
- *schmerzt*   KENT III/639
  Schmerzen im ganzen Damm
  Sanicula D 6–30
- *Schrunden*   KENT III/632
- *Schweiß*   KENT III/631
  Hepar sulf. D 6–12   (und anus)
- *Stiche* gegen Anus und Genitale
  Bovista D 6
- *Wundheit*
  Graphites
  Lycopodium
  Sulfur
  Mercurius sol. und zwischen den Schenkeln < schwitzen,
    übelriechende Genitalschweiße

Klitoris
- Gefühl von Auftreibung
Borax D 3

- *Schmerzen*, stechend (nachts)
  Borax D 3–6

-   – *heiß*, brennend, wie glühender Wurm
  Cantharis D 6

-   – *wie geschwollen* (und Vagina und Labien)
  Collinsonia D 3

Analerkrankungen

interessieren den Gynäkologen wegen der nahen Nachbarschaft, der Kombination mit gynäkologischen Erkrankungen, und schließlich gehört die rektale Untersuchung zumindest bei älteren Frauen zur gynäkologischen Untersuchung.

Rektale Untersuchung schwierig, wegen Sphinkterverkrampfung.
Belladonna D 4

Anus KENT III/623

– *Abszeß*
Calcium sulf. D 6
Hepar sulf.
Mercur. sol.

– *Periproktitischer Abszeß*
Calcium fluor. D 6

– *Abszeß unter dem Steißbein*
Paeonia D 2–4

– *Aphthen* KENT III/628
Acid. sulfur.
Acid. nitricum
Acid. muriaticum
Mercurius sol.
Borax

– *Blutung* aus dem A.
Sanguisuga D 6
Cobalt D 12 (nicht bei Stuhlgang)

– *Druckgefühl* im A. und Rektum
Conium D 6–12

– *Epitheliom*
Condurango Ø-D 30   (Fissuren)

– *entzündet, rot*
Zingiber D 3–6

– *Ekzem* KENT III/631, AHZ 1963, 334
Petroleum D 8
Graphites D 12
Luesinum D 30   seltene Gaben

–   –   *weitere Mittel*
Acid. muriatic. D 6–12
Alumina D 30
Anacardium D 6–200
Berberis D 3
Lycopodium D 6–12
Magnesium sulf. D 6–12
Natrium mur. D 6–12
Sanicula D 30   Stuhl schlüpft wieder zurück

–   *Empfindungen*   KENT III/624

–   *feucht*
Sepia D 6–12
Medorrhinum D 30   seltene Gaben
(Calc. c., Hepar s., Silicea, Ac. nitr., Anacard.)

–   *Fissur*   KENT III/628
Tuberculin D 200   1 ×
Acid. nitric. D 6–12   Splitterschmerz
Petroleum D 8
Sepia D 6–12
Thuja D 4–6   (nässend)
Natrium mur. D 6   bei hartem, knolligem Stuhl
Medorrhinum D 30   seltene Gaben

–   –   *weitere Mittel*
Acid. fluor. D 6–12
Alumina D 6–30
Arsenic. alb. D 6–12
Calcium fluor. D 6–12
Causticum D 4–6
Condurango D 1–12
Graphites D 8–12
Hydrastis D 2–4
Ignatia D 6
Mercurius dulc. D 6
Paeonia D 3   naß, schmerzhaft, wund, Hämorrhoiden
Plumbum D 6–12
Phosphor D 6–12
Ratanhia D 6–12   sehr schmerzhaft, evtl. auch Ratanhia-Salbe lokal
Sedum acre D 3
Silicea D6
Sulfur D 6–12

–   *Fistel*   KENT III/632
Berberis D 3–4
Silicea D 4–12 (Stuhl schlüpft zurück)
Calcium fluor. D 6–12 (Hämorrhoiden)

Acid. fluoric. D 6–12, Calcium sulf. D 6 mit schmerzh.
Abszessen, (Calcium phosph. D 6, Pichi Pichi D 2)

- *gefühllos*
  Aloe D 4, Phosphor D 6–12

- *gerötet*
  Sulfur D 12, Mercurius cyan. D 12   rot um den After

- – und schmerzhaft, Luesinum D 30   seltene Gaben,
  Zingiber D 2–6   entzündet

- *geschwollen*
  Paeonia D 6

- *Haut rauh* um den After
  Arsenicum alb. D 12

- *Herpes*
  Petroleum D 8

- *Kälte bei Stuhlgang*
  Conium D 6

- *Kondylome*
  (Rhus tox., Silicea) s. Vulva-K.

- *Krampf*   KENT III/626
  Kalium bichr. D 6

- *Kribbeln*
  Zincum D 12, Crocus D 6 und Stiche

- *Nässen*
  Antimon. crud. D 4, Thuja D 4, Medorrhin D 30
  Carbo veget. D 6–12   ätzend aus dem After, (Arg. nitr.,
  Paeonia, Sulfur, Collins., Graphit., Caust.)

- *Neuralgie* (Proctalgia fugax)
  Belladonna D 4–12, Lachesis D 12–30, Strychnin nitr. D 4–6,
  Croton tigl. D 12, Ignatia D 6–30, Plumbum D 12–30
  Anus und Rectum

- *offenstehend* und Gefühl, als ob offenstehend
  Phosphor D 6–12

- *Pflockgefühl*
  Anacardium D 4–6
  Aloe D 4
  (Sepia, Platin, Medorrhin, Cannabis ind.)
- *Polypen*
  Thuja D 4–6
- *Prolaps*
  Ignatia D 4–12, Sepia D 12
- – *weitere Mittel*
  Acid muriatic. D 6–12
  Aesculus D 3–4
  Aloe D 4
  Belladonna D 4–6
  Phosphor D 6–12
  Podophyllum D 4–6
  Ruta D 3–4
  Sulfur D 6–12
- *Pruritus ani*   s. u.
- *Schmerzen*   KENT III/641
- **rot, entzündet**
  Zingiber D 3–6
- *Sphinkter-Krampf   KENT III/626*
  Kalium bichrom. D 6
- – *Lähmung*
  Gelsemium D 4–12
- *Sphinkter-Schwäche*   (Inkontinenz) KENT III/632
- – – Sphinkter verletzt oder gedehnt Staphisagria D 4–12
- – – Schleim-Abgang
  Antimon. crud. D 4
- – – Stuhl-Abgang
  Aloe D 4–6
  Phosphor D 6–12
  (Zincum, Gelsemium, Causticum, Apocynum, Conium, Alu-
  mina)
- *Schweiß*   KENT III/631
- *Ulcera*   KENT III/628
  Calcium carb.
  Paeonia

Petroleum
Silicea
Chamomilla

Anus *Warzen*
Acid. nitric. D 6
Medorrhinum D 30 (seltene Gaben)
Staphisagria D 4–12
Sarsaparilla D 2–6

– *wund*
Mercurius sol.
Mercur. cyan.
Carbo veget. (und Brennen)
Viburnum op.

– *wundes Gefühl* am A.
Hedera D 4

Pruritus ani KENT III/624 (Würmer? Soor?) äußerlich Symphytum
Sulfur D 6–12
Psorinum D 15–30 besonders tagsüber, Schweißneigung,
seltene Gaben
Ambra D 3–4 schlechter Schlaf
Petroleum D 8

– – *weitere Mittel*
Acid. nitricum D 6
Aloe D 4–6 < durch Salben
Alumina D 6
Anacardium D 6–12
Antimonium crud. D 4–6
Caladium seg. D 1–3
Calcium carb. (phos.) D 6
Carbo veget. D 30 alte, träge Frauen
Cina D 6–30, Causticum D 6
Collinsonia D 3
Ferrum jod. D 6–12
Hydrocotyle D 3 (und Prurit. Vulvae)
Ignatia D 6–12 wie von Würmern (Nux. vom.)
Kalium phos. D 6
Lycopodium D 6
Medorrhin D 30 seltene Gaben
Nux mosch. D 6–12
Paeonia D 3–4
Platin D 6–30
Ratanhia D 6
Rhus tox. D nächtliches Jucken, nervös
Sarsaparilla D 6

Sepia D 12

Tellurium D 12–30   et perinaei nach jedem Stuhl

Teucrium mar. ver. D 2–6   dauernde Reizung abends im Bett, Ascariden
lokal wirkt Einreiben mit Honig günstig

Das beste **Oxyurenmittel** ist Cuprum oxyd. nigr. D 3. Man gibt 5–6 Wochen lang 3 × 1 Tabl. täglich. Ist allen allopathischen Mitteln überlegen! Bei Askariden versuche man Sulfur D 6.

Hämorrhoiden   KENT III/628

Bei diesem häufigen Frauenleiden sollte man besonders darauf achten, daß man den ganzen Menschen behandelt, nicht nur das eine Symptom Hämorrhoiden! Insbesondere sollte man die Ursache behandeln, bzw. ausschalten (Obstipation, Konstitution, gestörter Pfortaderkreislauf – Lebertherapie). Öfters wird man auch 2 Mittel geben, z. B. Hamamelis und Cardus mar.

Aus der Vielzahl der Mittel sei nur eine kleine Gruppe herausgenommen:

Sulfur D 6–12   brennend (nässend, blutend), Obstipation

Sepia D 6   nässend (blutend), stechende Schmerzen, Typ!
    < beim Gehen, Obstipation

Hamamelis D 2   blutend, dunkel

Nux vomica D 4   Obstipation (> kaltes Wasser), blutend
    < durch Alkoholabusus

Collinsonia D 3   Obstipation, schmerzlos, blutend (auch schmerzhaft)

Pulsatilla D 4   mehr Jucken als Schmerzen (nässend)

Lachesis D 12   sehr schmerzhaft, bläulich, blutend, After wund < im Klimakterium, durch Periode

Acid. nitricum D 6–12   blutend

Acid. muriatic. D 3–30   blutend (> durch heißes Wasser), akut rezid. entzündet, schmerzhaft (evtl. im Wechsel mit Aconit)

– *weitere Mittel*

Aesculus D 3–4   Obstipation
Aloe D 4   sehr schmerzhaft, nässend, blutend > kaltes Wasser
Alumina D 3–4   Obstipation
Arnica D 3   bei thrombosierten H., ängstlich, Ca-Phobie
Arsenic. alb. D 6–12   brennend > heißes Wasser
Belladonna D 4 + Arsen. alb. D 6   bei Inkarzeration
Carbo veget. D 6   nässend, wund, brennend, Schleimabgang
Hedera D 4   mit Reizung des Rectums und Blutung
Ignatia D 6–200   blutend > durch Gehen, ängstlich, Ca-Phobie
Lycopodium D 12

Mandragora D 12–30 stark blutend, hell
Millefolium D 3–4 blutend
Natrium mur. D 6 Obstipation
Paeonia D 3–4 blutend, dunkel
Phosphor D 6–12 blutend
Ratanhia D 6 blutend
Zingiber D 3–6 heiß, schmerzhaft, wund

Vagina

Vagina KENT III/778 (Schmerzen 793)
- *Aphthöse Flecken*
  Alumen D 3–30
  Caulophyllum D 4–6
- *Ausschlag nesselartig*
  Antimonium tart. D 4–6
- *Brennen* KENT III/769
  Sulfur D 6–12
  Berberis D 4 (Acid. nitric., Argentum nitr. D 6–12)
- *Brennen der V. und Labien*
  Carbo anim. D 6   (Acid. nitric.)
- – *und Wundheit*
  Berberis D 4   Koitus schmerzhaft
- – *und Hitze nach Koitus*
  Lycopodium D 6–12   (Lyssinum D 30)
- *Druckgefühl, Zusammenschnüren*
  Cinnabaris D 6
- *Empfindlichkeit, große* KENT III/772, 798
  Platin D 6–30
  Staphisagria D 4–30
  Berberis D 4–6
  Thuja D 4–6
  (Lyssinum, Kreosot., Aurum, Hamamelis, Ferrum)
- – *und wollüstiges Jucken (Vagina und Vulva)*
  Coffea D 6
- *Empfindungslosigkeit* KLUNKER III/466
  Ferrum D 6–12
  Sepia D 6–12
- *Erschlaffung, große*
  Lappa D 2–6
- *Fisteln* KENT III/778
  Silicea D 4–6
  Calcium carb. D 4–12
- *Fluor* s. u.

- *Hitze in der V.*
  Hydrocotyle D 4   Jucken, Stechen, Brennen
  Sepia D 6–12   (Chamomilla)
- – und Trockenheit
  Belladonna D 4–6   Rötung, sehr empfindlich
  Ferrum phosph. D 4–6
  Aconit D 4–6
- – und Brennen nach Koitus
  Lycopodium D 6–12   (Lyssinum D 30)
- *Kälte*
  Natrium mur. D 6–12
  Graphites D 8–12
  Acid. boric. D 6
  Secale D 4–6
- *Kondylome*
  Thuja D 4
  Ac. nitricum D 6–12
  Phosphor D 4–12
  Tarantula D 6–12
  Staphisagria D 4–12
- *Kontraktionen, spastische, mit Fluor albus*
  Aurum mur. natr. D 4–6 Tbl.
- *Luftabgang*
  Bromum D 3–6
  (Lycopodium, Calcium c., Nux vom., Sanguinaria, Acid. picrinic.)
- **Pessar-Druck nicht vertragen**
  Coccus cacti D 6
- *Polypen*   KENT III/778
  Calcium carb., Pulsatilla, Teucrium mar. verum
- **Pruritus vaginae**   (KENT III/762, VOISIN S. 666)
  Sulfur D 6–12
  Sepia D 6–12
  Kreosot. D 4–6
  Caladium seg. D 1–3   < Bettwärme, starke Libido
  Acid. nitric. D 6–12
  Acid. sulfuric. D 6–12   scharfer Fluor

Staphisagria D 4–200   psychisch unterdrückt, zornig, zurückgezogen, Magenbeschwerden, Genitale empfindlich, reizbar, Mykose

– – – *weitere Mittel*
Acid. carbolicum D 6–12
Agaricus D 6   sexuell erregt
Arundo D 6–12   mit Libidosteigerung
Collinsonia D 1–3   mit Fluor albus
Conium D 6
Helonias D 2–6
Hydrocotyle D 4   Hitze in der Vagina, Jucken, Stechen, Brennen, Fluor alb.
Lycopodium D 6–12
Medorrhinum D 30   seltene Gaben

– – – *nach Koitus*
Acid. nitric. D 6–12
Agaricus D 6

Vagina, Pruritus vaginae   *mit Wundsein*
Thuja D 4–6
Mercurius D 6–12
Acid. nitric. D 6–12
Mentha pip. D 1–30

– – – *mit Ulzerationen*
Mercurius D 6–12
Acid. nitric. D 6–12
Sepia D 6–12
Silicea D 4–12

– *Schmerzen*   KENT III/793
Chimaphila D 2–6
Sepia D 12
Staphisagria D 12
Calcium phos. D 12
Calcium carb. D 12
Lycopodium D 12

– – bei Koitus
Sepia D 12
Natrium mur. D 12
Ferrum D 12
Argentum nitr. D 12
Platin D 12

- *spastische Kontraktionen*
    Aurum mur. natr. D 4–5   mit Fluor albus
- *Trockenheit*   KENT III/778
    Natrium mur. D 6–12
    Sepia D 6–12
    Lycopodium D 6–12
    Conium D 12   Gefühl von T.
    Belladonna D 4–6
    Berberis D 4   mit Brennen
- – und Empfindlichkeit
    Natrium mur. D 6–12
    Aconit D 6   heiß, empfindlich
- – und Hitze
    Belladonna D 4–6
    Ferrum phos. D 4–6
    Aconit D 6
- *Trockenheit und Abneigung gegen Koitus*
    Sepia D 6–12
    Natrium mur. D 6–12
- *Trockenheit und Koitus schmerzhaft*
    Lycopodium D 6–12
    Natrium mur. D 6–12
    Lyssinum D 30
- – *Brennen der V.* und brennender Schmerz beim Koitus
    Acid. nitric. D 6–12
    Spiranthes D 6   mit Pruritus Vulvae
- *Ulzerationen*
    Acid. nitric. D 6–12

Vagina, Krampf – Vaginismus   KENT III/762, VOISIN S. 666
    Platin D 6–12   sexuelle Erregung, Vulva überempfindlich
    Magnesium phosph. D 4–30   Basismittel, auch prophylaktisch
    Sepia D 6–30   Abneigung gegen Koitus
    Natrium mur. D 6–12   Abneigung gegen Koitus und Schmerzen
    Ignatia D 6–200
    Lyssinum D 12–30   sexuelle Erregung bei fließendem Wasser

– – – *weitere Mittel*
Aurum D 12
Belladonna D 4
Berberis D 4–6
Cactus D 1–6
Ferrum phos. D 6
Gelsemium D 4
Medorrhin D 20, 30   seltene Gaben
Phosphor D 6, Plumbum D 6–12, Pulsatilla D 4–12, Hamamelis D 2

– *Entzündung – Vaginitis*   s. u. bei Fluor

– – atrophische: Luesinum D 30   lichenoide mit Pusteln, Juckreiz, Nässen

– *Verletzungen*
Bellis D 3–4

– *Vergrößerungsgefühl*
Sanicula D 30

– *Wundheit*   KENT III/798
Cobalt nitr. D 6
Mercurius sol. D 12
Lyssinum D 12–30   mit Schmerzen bei Koitus
Kalium bichr. D 6
(Kalium carb., Alumina, Ignatia um Vagina und Mund)

– *Zusammenschnüren, Druckgefühl*
Cinnabaris D 6

– *Zysten*
Rhododendron D 3–6
(Pulsatilla, Lycopodium, Silicea)

Fluor

(KENT III/759, VOISIN S. 255, KLUNKER III/474)

Fluor ist nach VANNIER ein tuberkulinisches Demineralisationszeichen. Fluorneigung bei Frauen, deren Großeltern eine Tuberkulose hatten. Der Fluor kann aus der Vagina, der Zervix, dem Uterus-kavum, selbst aus der Tube (Hydrops Tubae profluens bei Tubenkarzinom) kommen und die verschiedensten Ursachen haben. Daher auch die Vielzahl der Mittel und die Notwendigkeit genauer Diagnostik (einschließlich mikroskopischen Befundes durch Nativ-Abstrich, Färbung, Zytologie und Pilzkultur).

Andere Symptome bessern sich durch einen Fluor albus

    Lachesis D 12
    (Murex D 4, Zincum D 4–12)

milder Fluor

    Pulsatilla D 4   dicklich
    Thuja D 4   gelbgrün, hartnäckig, dauernd
    Borax D 3   Fluor alb. auf Diagnose! Besonders nach der Periode kleisterartig wie Hühnereiweiß; Gefühl, als ob warmes Wasser flösse.
    Penizillin D 15–20   gelb, weißlich
    Kalium mur. D 4–12   dick, zäh (Erosio), weiß wie Milch

scharfer, wundmachender Fluor

    Sepia D 6–12   gelb, grün, wundmachend, mit viel Jucken, Vagina heiß
    Natrium mur. D 6–30   wässerig, dünn, schwächend
    Kreosotum D 3–6   stinkend, Jucken, Brennen, Erosio
    Arsen. alb. D 6–12   dünn, wundmachend
    Alumina D 4–6   stark, flüssig, wundmachend, eiweißartig, schwächend. In chronischen Fällen gelb (frostig, mager, aton. Obstipation)
    Sulfur D 4–12   brennend, wundmachend

  – *weitere Mittel*

    Acid. carbol. D 6–12   stinkend, brennend, juckend
    Acid. fluoric. D 6–12   dünnflüssig, juckend, scharf, wundmachend
    Acid. nitric. D 6–12   „Stinken und Bluten", dünn
    Acid. sulfur. D 6–12   blutig, schleimig
    Agaricus D 6   Fl. albus, viel Jucken
    Alnus D 1–6   Fl. alb. mit Brennen, Schmerzen vom Rücken zum Schambein, blutige Zervixerosion
    Ambra D 3   mit Wundheit der Labien

Ammonium carb. D 6
Antimonium crud. D 4   Fl. alb. klumpig
Aralia D 4   stinkend
Aurum mur. (jodat.) D 12   brennend
Bovista D 3–6   gelbgrün, krümelig
Cantharis D 4–12   schleimig, zäh, ätzend, (blutig) mit Vulvitis
Carbo anim. D 6   ätzend, stinkend
Chamomilla D 4   Fl. alb. gelblich
Echinacea D 1–4   stinkend
Eucalyptus Ø   stinkend
Ferrum D 6   bei Jugendlichen, milchig, wäßrig, erschöpfend
Hedera helix D 6
Hydrocotyle D 4   Fluor alb., Pruritus mit Brennen der Vagina
Hydrastis D 2   dick, gelb, zäh, klebrig, wundmachend
Jodum D 4–6   dickschleimig, scharf, Löcher in die Wäsche fressend, hyperthyreotisch
Kalium jod. D 6–12   ätzend
Lachesis D 12   grünlich, stinkend
Lilium tigrin. D 4–6   gelbgrün, übelriechend
Luesinum D 30   Fluor alb., dünn, wäßrig, grünlich, reichlich. [Seltene Gaben!] Auch dick, a. d. Schenkeln hinunterfließend
Mezereum D 6   Fluor alb., stark, wundmachend, eiweißartig
Robinia D 6   Fluor alb., stinkend
Sanguinaria D 4–12   stinkend
Silicea D 6–12   weiß, wäßrig, stinkend, wundmachend, juckend
Thaspium D 1–4   Fluor alb., reichlich bei verzögerten Menses
Ustilago D 4   gelb, stinkend

stinkender Fluor

Kreosotum D 4–6   Jucken und Brennen, Erosio – auch lokal

Medorrhinum D 20–30   grünlich, Geruch nach Lake (Sanicula)

Hepar sulfur. D 4   sehr stinkend wie alter Käse (Sanicula)

Acid. nitric. D 6–12   „Stinken und Bluten", dünn, scharf, bräunlich, Splitterschmerz

– weitere Mittel

Acid. carbolic. D 6–12   scharf, wundmachend, grünlich, blutend, brennend, juckend
Acid. benzoicum D 2–4
Aralia D 4   Fluor alb., scharf
Arsenic. alb. D 6–12   dünn, stark, wundmachend
Asa foetida D 4
Calcium arsen. D 6   Fluor alb., blutig
Carbo animal. D 6–12   gelblich, ätzend
Carbo veg. D 6–30   gelblich
Cistus canad. D 2–6
Echinacea Ø -D 4
Eucalyptus Ø
Histaminchlorid D 30   riecht nach verbranntem Blut
Lachesis D 12

Lilium tigrin. D 6   wäßrig, scharf (gelb)
Luesinum D 30   grünlich (seltene Gaben!)
Mandragora D 6
Mater perlarum D 4
Psorinum D 30   seltene Gaben!
Robinia D 6   scharf
Sanguinaria D 4–12   scharf
Sanicula D 30   Geruch nach Fischlake (Medorrhinum) oder wie alter Käse
    (Hepar sulfur.)
Silicea D 6   weiß, wäßrig, wundmachend
Thlapsi Burs. past. D 2–4   vor und nach der Periode. Blutig, dunkel, nicht
    auswaschbar
Ustilago D 4   gelb, scharf

juckender Fluor   (Soor? Trichomonaden?)

Sepia D 6–12   gelb, grün, wundmachend, Vagina heiß
Lilium tigrin. D 6   (Trichomonaden)
Kreosotum D 4–6   zäh, fadenziehend, stinkend, brennend

– weitere Mittel

Acid. carbolic. D 6–12   stinkend, brennend
Acid. phosphor. D 3   nach der Periode, gelb
Acid. sulfuric. D 6–12   schleimig, blutig
Agaricus D 6
Agnus castus D 2–6   Fluor alb., Jucken an Vagina, Damm und After
Collinsonia D 1–3   Fluor mit Pruritus Vulvae
Hydrocotyle D 4   Jucken mit Brennen der Vagina
Silicea D 6   wässerig, stinkend, scharf

dünner, wäßriger Fluor

Natrium mur. D 6–12   scharf, schwächend
Alumina D 4–6   stark, schwächend, eiweißhaltig (chron.
    gelb)
Arsenic. alb. D 6–12   stark, wundmachend, übelriechend

– weitere Mittel

Acid. nitric. D 6–12   scharf, bräunlich, „Stinken und Bluten"
Acid. fluoric. D 6   scharf, wundmachend
Ferrum D 6   (bei Jugendlichen) milchig, scharf, erschöpfend
Lilium tigrin. D 4   gelbgrün, übelriechend, wundmachend
Luesinum D 30   scharf, reichlich (seltene Gaben!)
Silicea D 6   weiß, wundmachend, übelriechend

zäher, klebriger, klumpiger Fluor

Borax D 3–6   kleisterartig, wie Hühnereiweiß
Kalium bichr. D 6–12   zäh, fadenziehend, gallertig
Hydrastis D 4–12   dick, zäh, gelb, wundmachend in Fäden
    aus dem Muttermund quellend, bes. nach Periode (Pruri-
    tus)

    Aesculus D 2–3   dunkelgelb, klebrig, mit Rücken- und Kreuzweh
    Asarum D 4–6   zäh, gelb
    Antimonium crud. D 4   scharf, klumpig
    Conium D 6   dick, milchig
    Dictamus D 4–6   reichlich, dick, zäh
    Jodum D 4–6   dickschleimig, scharf, das Bettuch zerfressend
    Kalium mur. D 6   dick, mild, zäh, weiß
    Magnesium sulf. D 4–6   dick wie Menses
    Sabina D 4–6

Fluor bei kleinen Mädchen

Mercurius sol. D 6   wundmachend, ulzerierend

Pulsatilla D 4   mild

Sepia D 6

Calcium phosphor. D 6

Calcium carb. D 6–12   milchig, wundmachend

– *weitere Mittel*

    Aristolochia D 3
    Cina D 4   durch Oxyuren
    Ferrum D 6   bei Jugendlichen
    Natrium mur. D 6–12
    Asperula D 4
    Caulophyllum D 3–6   reichlich, schwächend
    Hypericum D 4–6
    Acid. carbolic. D 6

Fluor in der Menarche

Lamium alb. D 4–6   milchig (Venosität) (als Tee: Flor. Lamii alb.)

Fluor durch Masturbation bei Kindern

Origanum D 8

Zincum D 6–12

Caladium seg. D 1–3

Fluor nach Koitus und < nach Koitus

Natrium carb. D 6   (Periode verspätet, schwach)

Fluor statt Periode

Pulsatilla D 4

Sepia D 6

– *weitere Mittel*

    China D 4–12   blutig, stinkend, schwächend
    Cocculus D 6
    Graphites D 6–12
    Jodum D 6
    Nux mosch. D 4–6

Phosphor D 6–12
Senecio D 1–6
Sulfur D 6–12

Psychogener Fluor (Liebeskummer)
Ignatia D 6–200 (evtl. im Wechsel mit Sepia D 6)

Fluor durch sexuelle Erregung
Origanum D 6–30
Pulsatilla D 4–12
Veratrum alb. D 4–6
Cantharis D 4–6

Fluor nachts
Mercurius sol. D 6–12
(Ambra D 3, Acid. nitric. D 6)

Fluor durch Soor-Mykose
Allium sat. D 2–3 Tabl.
abends 3–4 Tabl. weit in die Scheide einführen
4 Wochen lang (nicht bei Periode!)

Fluor durch Trichomonaden-Kolpitis
(hier kommt es wie bei den Mykosen auf eine Sanierung des
Terrains an, um Rezidive zu verhüten!)
Lilium tigrin. D 6 (Pelipathie)
Staphisagria D 4–200

Weitere Fluor-Mittel
Acid. muriatic. D 6–12
Ammonium mur. D 4–12 anhaltender F. < nach der Miktion (Niccolum)
Argentum nitric. D 6–12
Aristolochia D 3 schleimig, vor Periode
Arsen jodat. D 6–12
Aurum mur. natr. D 4–6 mit spastischen Kontraktionen der Vagina
Balsam peruvian. D 2–3 eitriger Fluor
Bellis D 4 Fluor albus
Calcium carb. D 6–12
Calcium phosph. D 6
Calcium silic. D 6
Calcium sulf. D 6
Calendula Ø bei Erosion auch lokal als Tampon 1 : 10
Cantharis D 4–12
Carboneum sulf. D 6
Causticum D 4–6
China D 3–4 erschöpfend
Cimicifuga D 3
Cinnabaris D 4–6
Clematis D 3 mit Hauterscheinungen
Cubeba D 2–3 Fluor albus

Cytisus D 4–12   Fluor albus, stark
Fraxinus amer. D 1–2   Fluor albus, Erschöpfung, Schwäche
Gelsemium D 4   (auch als Tee: Flores Gelsemii, Jasmin-Blüten-Tee)
Graphites D 10–15
Hypericum Ø-D 2   Fluor albus
Kalium arsenic. D 6
Kalium carb. D 4
Lac. canin. D 12   nur bei Tag fließend
Lac. deflor.   gelb, weiß
Luffa D 3   Fluor albus
Lyssinum D 30   Fluor albus, stark mit Schmerzen im Becken und Unterleib
Momordica D 3   weißlich, schleimig
Murex D 3   glasig, weißlich, „großer Männer-Konsum"
Nabalus D 1   Fluor albus mit Pulsieren im Uterus
Natrium carb. D 6   Fluor albus, Drang nach unten
Natrium mur. D 6–12   zervikale Hypersekretion (Sal marin. D 12)
Natrium phos. D 6   gelb, rahmig
Origanum D 8   Nymphomanie, Angst vor Gravidität
Platin D 4–6   sexuell übererregt, Vaginismus, ältere Mädchen, stolz, arro-
   gant, überheblich
Petroleum D 6   eiweißartig, erschöpfend
Stannum D 6–12   profuser, klarer Schleim
Tuberculin D 30   als Zwischengabe (vgl. die einleitenden Worte)
Urtica D 2–4

Uterus-Erkrankungen

Portio und Zervix   KENT III/776

– *Portio-Erosion* (lokale Behandlung wie bei Cervicitis)
Argentum nitric. D 6–12, ulzeriert
Argentum met. D 6–12   schwammige Portio
Kreosotum D 4–6
Acidum carb. D 6
(Acid. sulfur., Kalium mur., Graphites, Kalium bichr., Silicea)

– *Portio-Epithel leicht blutend* bei Berührung
Ustilage D 4   (Argent. nitr.)

– *Cervicitis*   (s. auch im Kapitel Fluor)
Calendula Ø   zur lokalen Behandlung
Echinacea Ø   zur lokalen Behandlung
Hydrastis Ø   zur lokalen Behandlung besonders bewährt
Mel cum sale D 6–12
Murex D 6   Zervixkatarrh
Sepia D 6   mehr chronisch mit Verhärtung der Zervix
Kalium bichrom. D 6   zähes Sekret

–   – chronisch Tuberkulin D 30

– *Muttermund-Polypen*   werden zunächst entfernt. Zur Rezidiv-
Prophylaxe eignen sich besonders die Konstitutionsmittel
Thuja D 4–12
Medorrhinum D 20–30   evtl. zusätzlich (seltene Gaben)
Calcium carb. D 6–12
Natrium sulf. D 6–12
Phosphor D 6–12
Sanguinaria D 6   blutend
Teucrium mar. ver. D 4–6

Uterus

– *Beschwerden*
Aletris D 2–6   bei erschöpften Frauen

– *Blutungen*   s. im Kapitel Menstruation (Klimakterium)

– *Brennen* im U.
Terebinthina D 3–12

– *empfindlich*
Cimicifuga D 4–30 und Ovar bei geringstem Druck

- *hypoplastisch*
  Aristolochia D 3
  Hypericum D 6–30
  Natrium carbon. D 6
  Damiana D 3, Asa foet. D 630
- *infantil*
  Plumbum D 12   Uterus hart (auch vergrößert)
  Barium carb. D 12
  Calcium phos. D 12
  (Conium, Helonias, Jodum, Senecio)
- *induriert*
  Aurum D 12 und Ovar
- *Krämpfe,* s. auch Kapitel Dysmenorrhö
  Colocynthis D 4
  Potentilla anserina ∅ – D 1
-   - empfindlich mit Prolaps
  Lyssinum D 12–30
- *Leiden mit Wirbelsäulenschmerzen*
  Viscum alb. D 4
- *Tonikum*
  Viburnum prunif. D 2–4
- *vergrößert,* hart
  Acid. nitric. D 6–12
- *wird gefühlt*
  Helonias D 2–6
  Murex D 6–30
  Viburnum D 2–4   fühlt die inneren Organe
- *wundes Gefühl,* wie gequetscht
  Bellis D 1–6
  Lappa ∅–D 6   mit Erschlaffung der Vagina und der Bek-
  kenorgane
- *wie aufwärtsgestoßen beim Hinsetzen*
  Natrium hypophosphor. D 6
  Natr. mur. D 12
  Ferrum jodat. D 12
  Wyethia D 3–6

— *wie schwer und wund nach harter Arbeit*
   Helonias D 3–6

— *Gefühl, als ob die Gebärmutter offensteht*
   Lachesis D 12–30

— *Gefühl von Schwere im U.*
   Belladonna D 6 < morgens   > beim Stehen

— *schlaff, hypertrophisch*
   Ustilago D 4   Sickern von dunklen Blutfäden

— *Schmerzen*   KENT III/792–805 (s. auch Kap. Dysmenorrhö)
   Sepia D 6–12   Deszensusgefühl, Kreuzschmerzen
   Belladonna D 4–6   klopfender Schmerz
   Lilium tigrin. D 4–12   erschütterungsempfindlich beim Gehen
   Pulsatilla D 4–12   als ob die Periode käme
   Thlapsi burs. past. D 2–4   wunder Schmerz im Uterus beim Aufstehen
   Onosmodium D 6   als ob Periode käme, mit Ovarschmerzen
   Lapis alb. D 6–12   brennende, stechende Sch. im Uterus
   (Platin D 6–30, Murex D 6, Hura Brasiliensis D 12, Schm. schießend)

Mutterbänder-Schmerz (Rotundum Sch.)
   Clematis D 3   auf Diagnose
   Magnesium phosph. D 4–30

Endometritis   KENT III/758   (s. auch im Kap. Fluor)
   Bei allen entzündlichen Erkrankungen hat sich bei Beginn eine Mischinjektion von
   Lachesis D 12 + Pyrogenium D 30 + Echinacea D 4 ev. i. v.
   besonders bewährt (Pyrogenium nur 1 × geben! Eventuell weitere Injektionen mit Lach. + Echin. + Hepar sulf. D 30)
   Belladonna D 4
   Kreosot. D 4–6   mit stinkendem Fluor
   Bryonia D 3–4   mit peritonealem Reiz
   Sepia D 6–12

— *weitere Mittel*
   Acid. carbonicum D 6
   Acid. nitricum D 6
   Argentum nitric. D 12

Arnica D 3
Arsen. alb. D 6   Brennen, Angst, Unruhe, < nachts
Berberis D 4 (Injektion) evtl. + Hamamelis D 2   bei dunklen Blutungen
Helonias D 2–6   Fluor, Schwäche, fühlt den Uterus
Mercur. sol. D 12
Pulsatilla D 4
Sabina D 3–8   Blutungen
Sulfur D 12
Thuja D 4–12
Tilia D 6–12   mit zähem Fluor

Metritis acuta   Mischinjektion wie bei Endometritis

elgärmutter
ntzündung

Aconit D 4–6   im Beginn
Belladonna D 4–6   ebenfalls im Anfang
Sulfur D 4–6   anschließend Sulfur jodat. D 4–6
Sepia D 12
Aurum D 4   anschließend Aurum jodat. D 4–6
Arnica D 3–6
Colibacillin D 10–20
Hydrastis D 6
(Mercurius sol., Apis, Arsen. alb., Bryonia, Lachesis, Mercurius bijod., Cantharis + Vulvitis und Colpitis, Thuja)

Metritis subacuta   bei jungverheirateten Frauen
Kalium jodat. D 2–3

Metritis chronica
Sepia D 6–12   Vagina heiß
Aurum mur. natr. D 4–6 Tbl.
Mercurius D 6–12
Medorrhinum D 30 als Zwischengabe (Tuberculin, Psorin)
(Viscum alb. D 2–4, Sanguisorba D 2–6, Tuberkulin Rest D 30, Inula Helen. D 3–6, Hydrastis D 6 Fluor < nach Periode scharf, stinkend, Pruritus verursachend, Mel cum sale D 6–12   mit Völlegefühl i. d. Blase, Inula Helen. D 6 mit Fluor und lumbodorsalen Schmerzen, Hydrocotyle, Sulfur, Thuja)

Parametritis   Mischinjektionen wie bei Endometritis

ntzündung
des
en Binde-
webes

Belladonna D 4   im Beginn
Apis D 4–6   stechende Schmerzen
Bryonia D 2–6   peritoneale Reizung
Hepar sulf. D 4   im Wechsel mit Sepia D 10
Thuja D 4–10

Myristica D 3–4   vor der Perforation des Abszesses („das homöopathische Messer")
Mercurius bijod. D 6

Parametritis chronica
Sepia D 6–12   Vagina heiß
Nach antibiotischer und antiphlogistischer Therapie bleiben oft lange Zeit derbe **parametrane Infiltrate** zurück mit erhöhter BSG, die jeder schulmedizinischen Therapie trotzen. Das beste Mittel ist **Mercur. bijod. D 6** (3 × 1 Tbl. tgl.). Bei abgefallener BSG ist auch Resorptivbehandlung mit Sulfur jod. D 4–6 möglich (Stannum D 4).

Parametropathia spastica   (Pelipathie)
Platin D 12
Lilium tigr. D 6
Asa f. D 4–30

Perimetritis   *Entzündung des Bauchfells oder*
Belladonna D 4   im Beginn   *Gebärmutter*
Bryonia D 2–6

Perimetritis chronica
Sepia D 6–12

Pelveoperitonitis   Mischinjektion s. unter Endometritis
Lachesis D 12–15   *Entzündung des Bauchfells*
Palladium D 12–30   *im Beckenraum.*
Therebinthina D 2–12   *Unterleibsbeschw. auf vegetatives Basis*

Endometriose
Eine homöop. Behandlung ist dort angezeigt, wo die schulmedizinische Behandlung mit Hormonen nicht vertragen wird oder kontraindiziert ist.
Borax D 6   typisch ist der Schmerz bei Bewegung (Tanz)

Vorkommend Gebärmutter Schleimhaut und
Myome   KENT III/777, VOISIN S. 665   *Bauchhöhle*
Immer wieder erlebt man, daß unter homöopathischer Therapie Myome jahrelang im Wachstum aufgehalten oder die Myomblutungen in Grenzen gehalten werden. Wenn eine Indikation zur Operation nicht gegeben ist, lohnt sich also ein Behandlungsversuch (nach dem Wechsel tritt dann meist eine Spontanschrumpfung ein).
Calcium stib. sulf. D 3–4   auf Diagnose (3 × 1 Tbl. tgl.)

Aurum mur. natr. D 3–6   Myome hart, evtl. im Wechsel mit Calc. stib. sulf.

Aurum mur. kal. D 6 bei harten Myomen mit hellen Blutungen

Platin D 4–6   und Platin jodat. D 4–6

Agnus cast.   Ø–D 2

Berberis D 4   im Wechsel mit Urtica D 4 (evtl. Injektion)

Myome, *weitere Mittel*

Apis D 4–30   unruhig, hastig, euphorisch, erotisch
Aurum D 6–12   Typ: gestaute psorisch-luesinische Pyknika
Aurum jodat. D 6–12   mager, unruhig
Calcium carb. D 6–12   psorisch-pastös
Calcium fl. D 4–6   abgearbeitete, müde Frauen (Calcium phos., Calcium sulf.)
Conium D 4–6   bei „altledigen", schwachen Frauen
Fraxinus am. D 1–4   Fibromyome, Gefühl des nach unten Ziehens
Gossypium D 6   mit Magenschmerzen und Schwäche
Hamamelis D 2   dunkle Blutungen (komb. mit Hydrast.)
Hydrastis D 2   Unruhe, Depression (evtl. i. W. mit Hamamelis D 2) je 2 × tgl.
Kalium carb. D 4–30   mit Kreuzschmerzen
Kalium jod. D 6–12
Lachesis D 12–30   evtl. auch Metrorrhagien
Lapis alb. D 6–12   Schmerzen vor der Periode, elastische Konsistenz, starke Blutungen
Lilium tigr. D 6–12   Schmerzen in Uterus und Ovarien < bei Gehen und Stehen, Senkungsgefühl
Lycopodium D 6–12
Medorrhin D 30
Phosphor D 8–12   Typ, starke Blutungen
Sanguisorba D 2–6   starke Blutungen
Sepia D 6–30   Kreuzschmerzen, Senkungsbeschwerden („wie Gewicht")
Silicea D 4–12
Sulfur jod. D 4–6   Schmerzen bei Myomen
Thuja D 6–12
Tuberculin D 30

– *starke Blutungen*

Reichen die genannten Mittel nicht aus, kann man zusätzlich „Blutungsmittel" geben, z. B.:

Ustilago D 2–4   helle B.

Millefolium D 3–4   helle B.

Trillium pend. D 1–3   helle B., gußweise bei geringster Bewegung

Sabina D 4   helle B. < Bewegung (Sykosis)

Sanguisorba D 2–6   gutes Stypticum

Phosphor D 6–12   bei Typ

Hamamelis D 2 dunkle B. (i. W. mit Berber.)
Vinca D 6 dunkle passive B., stark, erschöpfend
Calcium carb. D 6–12
Ac. nitricum D 6–12
Ac. sulfuric. D 6–12

– *Schmerzen*
Viola odor. D 3
Sulfur jod. D 6
Lilium tigr. 6–12 Sch. auch in Ovarien < Gehen und Stehen, Deszensusgefühl
Kalium carb. D 4–30 Kreuzschmerzen

Adnex-Erkrankungen

Salpingitis – Adnexitis *Eierstock / Eileiter*

In akuten Fällen muß man sich heute überlegen, ob nicht massive antibiotische Therapie – besonders bei Frauen mit Kinderwunsch – das kleinere Übel ist, weil diese den Prozeß oft schneller stoppt und damit Verwachsungen und Adhäsionen mit der Folge der Tubensterilität meist besser verhindert (besonders natürlich bei asc. Gonorrhö).

Die Weiterbehandlung mit homöopathischen Mitteln bringt sicher bessere Erfolge als mit allopathischen Mitteln (die keine eigentliche Heilwirkung haben, sondern meist nur unterdrücken und damit das Auftreten von Rezidiven begünstigen).

- *I. Stadium – akute Entzündung*

  Besonders bewährt hat sich die Misch-Spritze mit
  Lachesis D 12 + Pyrogenium D 30 + Echinacea D 4
  Weiterbehandlung ohne Pyrogen. mit den u. a. Mitteln
  Belladonna D 4–6   Klopfen, sehr berührungs- und erschütterungsempfindlich > im Sitzen
  Apis D 4–6   < durch Berührung, < durch Wärme, will kalte Umschläge
  Bryonia D 4–6   < durch Bewegung, < durch Wärme, > anhaltenden Druck oft im 1. Anfang – Perimetritis, Peritonitis
  Pyrogenium D 15–30   drohende Abszedierung (einmalige Gabe), Diskrepanz von Temperatur und Puls
  Lachesis D 12–15   septisch, druckempfindlich, Pelveoperitonitis
  Ferrum phos. D 6–12
  Mercur. corros. D 6   auf Diagnose, akut und chronisch, starke Schweiße
  Colibacillin D 10–20, Cantharis D 6

- *II. Stadium – Abheilung der Entzündung*

  Echinacea D 3–4   (evtl. tgl. Injektionen) bis BSG absinkt
  Mercurius bijod. D 4–12

- *III. Stadium – Resorption*

  Sulfur jodat. D 6   nicht zu früh, ehe die BSG deutlich abgefallen ist!

Subakute Adnexitis
> Mercur. sol. D 6

Chronische Adnexitis
> Thuja D 6   Hauptmittel besonders bei chronisch rezidivie-
> render A. Vagina oft empfindlich (besonders links wirk-
> sam)
> Medorrhinum D 30   in gelegentlichen Zwischengaben
> Sepia D 6–12   Senkungsgefühl

– *weitere Mittel*
>> Acidum formicicum D 12   Injektionen paravertebral i. c., Formica nach Go.
>> Guajacum D 2–6   unregelmäßige Periode, Dysmenorrhö, Reizblase
>> Aurum D 6–12   harte Schwellungen
>> Murex D 6   mit Lendenschmerzen
>> Palladium D 6–12   Schmerzen, rechts, im Stehen
>> Bellis D 4   fächerartige Schmerzen mehr rechts
>> Xanthoxylum D 6   in die Oberschenkel ausstrahlend
>> Tuberculin D 30, Tub. Rest (u. Perisalpingitis) Ac. nitricum D 6

Alte gonorrhoische Adnextumoren
> Thuja D 6   (gelegentliche Zwischengabe von Medorrhin
> D 30)

Adhäsionsbeschwerden   *Verwachzungen*
> Lilium tigrin. D 6–12
> Sabal ser. Ø–D 2

Adnex-Tuberkulose
> Bazillin D 20, 30

Ovarerkrankungen

Ovarialzysten   KENT III/772

Frauen mit Ovarialzysten haben oft ein „Vogelgesicht", lassen leicht Dinge fallen. Bei älteren Frauen soll man wegen der Gefahr maligner Degeneration operieren. Die homöopathische Behandlung kleinerer Zysten bringt nicht selten Erfolge.

Apis D 4–30 (rechts)   Hastige, unruhige, erotische Frauen.
   Folgemittel Apocynum D 1
Lachesis D 12   mehr links
Aurum D 6–12   Typ: gestaute Pyknika
Thuja D 4–30   mehr links, Sykosis
Lycopodium D 6–12   mehr rechts

– *weitere Mittel*

Acid. formicicum D 6–12   Injektionen
Argentum D 6–12   auch andere Ovarialtumoren
Aurum jod. D 6–12   magere, unruhige, nervöse Frauen
Bufo D 6   schamlose Frauen
Calcium carb. D 6–12   pastöse Frauen
Colocynthis D 4–6   polyzystische Ovarien, schmerzhaft
Jodum D 6–12   mehr rechtsseitig
Lilium tigr. D 6–12   mit Senkungsgefühl
Luesinum D 30   auch Fibrome
Murex D 6   schmerzhafte Z., sex. erregt
Palladium D 6–12   schmerzhafte Z.
Platin D 6–12   schmerzhafte Z.
Podophyllum D 6   auch andere Ovarialtumoren
Rhododendron D 3   wetterfühlig, rheumatisch
Testosteron D 3–4   Follikelzysten
Vespa D 6–30   mehr links mit Brennen beim Wasserlassen
(Abrotanum, Acid. fluor., Arsen. alb., Borax, Conium, Kalium brom., Nos.
   Toxoplasmose Plumbum, Rhus tox.)

Ovar druckschmerzhaft

Selen D 6–12
Cimicifuga D 4–12   bei geringstem Druck (und Uterus)

Ovar hart geschwollen,   Stechen beim Einatmen

Graphites D 6–12

Ovarien – Induration

Aurum D 6–12   (und Uterus) Schmerzen nachts
Aurum jod. D 6–12

Ovarial-Tumoren

Argentum

Podophyllum
Luesin s. bei O-Zysten

Ovarial-Resektion   Folgen von
Oophorinum D 3 Tbl.

Parovarialzysten
Bovista D 6

Oophoritis – Ovariitis
Die isolierte Eierstockentzündung kommt selten vor, man
wird also meist behandeln *wie bei Adnexitis.*
Arnica D 3–4   traumatisch
Pulsatilla D 4   bei Mumps
Conium D 6 bei Mumps
Jaborandi D 4   bei Mumps
Apis D 4–6   rechts
Lycopodium D 6   rechts
Lachesis D 12   links
Thuja D 4–6   links
Platin D 6–12   beiderseits (Periode stark, dunkel)
Cenchris D 6   rechts
Bellis D 4–6   Verlagerung
Lilium tigr. D 6   Senkung
Cimicifuga D 4–12   links < vor der Periode und Ovulation
Gossypium D 6–12   beiderseits, Schmerzen vor der Periode
Palladium D 6–12   rechts, chron. Oophoritis

Ovarialgie – Ovarialneuralgie   KENT III/789–805, VOISIN S. 554
Lachesis D 12–15   wenn keine besonderen Symptome, mehr
    links > bei eintretender Periode (Zincum)
Lac canin. D 12–15   täglicher Seitenwechsel
Asa foetida D 4–6   „vegetative Dystonie im Bauchraum"
Colocynthis D 4–6   bei Nervösen, Gichtischen (Ärger)
Magnesium phosph. D 4–30   < rechts, > durch Wärme

– *rechtsseitige Mittel:*
Apis, Bryonia, Belladonna, Lycopodium, Argent. nitr., Podo-
    phyllum, Jodum   Schmerzen wie ein Keil
Palladium D 12–30   Schmerzen im rechten Ovar und in
    linker Brust
Murex D 6   Schmerzen im rechten Ovar und in linker oder
    rechter Brust

- *linksseitige Mittel:*
    Lachesis, Naja (Schmerzen beim Husten)
    Acid. carbol., Xanthoxylum, Thaspium, Visc. alb., Hedera
- *weitere Mittel*
    Absinthum D 2–12   stechende Schmerzen
    Apium D 2–12   scharfe, stechende Schmerzen in beiden Ovarien
    Argentum nitr. D 6–12   mehr rechts
    Arnica D 3–6   nach Traumen, Operationen
    Belladonna D 4–6   bei chron. Entzündung mehr rechts
    Bellis D 4   Verlagerungen
    Cantharis D 4–6   brennende Schmerzen
    Gossypium D 6   bei schwachen, nervösen Frauen
    Lilium tigr. D 6–12   Senkung
    Lycopodium D 6–12   rechts, dann links
    Medorrhinum D 30   chron. O., Ovarien vergrößert, besser durch Liegen
    auf dem Bauch
    Onosmodium D 6 mit Schmerzen im Rektum oder Uterus (evtl. Seitenwechsel)
    Platin D 6–12   hochmütige Frauen mit starker dunkler Periodenblutung
    Pulsatilla D 4–12   sanftmütige Frauen mit schwacher, verspäteter Periode
    Sabal D 2   mit Reizblase
    Staphisagria D 4–12   mit Psoasschmerz
    Vespa D 6   mehr links mit brennenden Schmerzen beim Wasserlassen
    Zincum D 6–12   besser durch eintretende Periode (Lachesis)
    (Argentum m., Cenchris D 6   rechts, Cimicifuga, Berberis D 4–6, Heracleum D 6 rechts, Hamamelis, Hedera, Kalium phos. links, Sepia, Thea D 6, Ustilago D 3–6 brennender Schmerz, Viscum alb. D 2–4 links)

Deszensus – Prolaps
KENT III/776

Leichte Fälle von Deszensus können oft gebessert werden, zumal bei geringem Deszensus ziemliche Beschwerden bestehen können. Es können sogar Senkungsbeschwerden ohne Deszensus bestehen.

Sepia D 6–12   als ob der Uterus heraustreten wolle, Harndrang

Lilium tigrin. D 4   starkes Hinabdrängen, preßt die Hand dagegen, kreuzt die Beine (sexuell erregt, Herzbeschwerden)

Fraxinus amer. D 1–3   „das homöopathische Pessar" (Menses stark)

Platin D 6   Deszensusgefühl (hochmütig, Genitale empfindlich)

Natrium mur. D 6–12   allgemeine Ptose, Bändererschlaffung (Natrium c.)

– *weitere Mittel*

Acid. nitric. D 6–12   Senkungsgefühl
Agaricus D 6
Aletris D 2–4
Asterias D 6–12   Senkungsgefühl
Aurum mur. nat. D 4   mit chron. Metritis
Belladonna D 4–6   < morgens > im Stehen > beim Aufrechtsitzen
Causticum D 4–6   mit Inkontinenz beim Husten
Cimicifuga D 4   Abwärtsdrängen
Collinsonia D 3   Prolaps durch Obstipation und Hämorrhoiden
Eupatorium purp. D 12   mit Neigung zu Zystitis
Ferrum jod. D 6   Senkungsbeschwerden, Wundheit im Leib bei feingliedrigen Frauen
Helonias D 1–3   abgearbeitet, Rückenschwäche
Indigo D 6   Prolaps nach jedem Stuhl
Lyssinum D 20
Mel cum sale D 6–12
Murex D 6   Senkungsgefühl, sex. erregt
Ocinum can. D 3–6   Vaginalprolaps
Palladium D 12   < im Stehen
Podophyllum D 3–6   Uterus- und Analprolaps
Senecio D 3–4   Beckenbodenparese
Stannum D 3

Beckenbodenparese
Senecio aur. D 4

Blasenschwäche, Harndrang, Harninkontinenz   bei Deszensus
KENT III/678

Cannabis sat. D 4
Causticum D 4–6
Kalium carb. D 4–12
Lathyrus sat. D 4
Oleander D 4 + Gelsemium D 4 im Wechsel
Ruta D 1–3

— *weitere Mittel*

Argentum nitr. D 6–12　Drang führt zu Inkontinenz
Equisetum D 1–12　Inkontinenz bei alten Frauen
Kalium carb. D 4–30　mit Kreuzschmerzen und Schwäche
Natrium mur. D 6–12　Inkontinenz bei Gehen, Husten, Heben
Pulsatilla D 4–12　starker Harndrang
Physalis D 1–6　kann plötzlich Urin nicht halten

Bauchschmerzen
KENT III/539

Eine große Zahl von Frauen kommt in unsere Sprechstunde mit Bauchschmerzen, für die wir eine Ursache nicht finden können. Solche „funktionellen" Störungen können wir mit homöopathischen Mitteln gezielt behandeln und meist in kurzer Zeit heilen.

Bauchschmerzen in der Gravidität, durch Dysmenorrhö und Ovarialgie sind in den entsprechenden Kapiteln behandelt. Auch an den Mittelschmerz (zwischen 2 Perioden) muß man denken.

Veratrum alb. D 4 unklare Leibschmerzen, allgemein und lokalisiert

Asa foetida D 4 „vegetative Dystonie im Bauchraum", umgekehrte Peristaltik

Phosphor D 6–12 brennende Bauchschmerzen

Acid. phosphor. D 3–6 Abwärtsdrängen im Unterleib nach Wasserlassen

Medorrhinum D 30 Schmerzen > durch Liegen auf dem Bauch

Ruta D 1–3 Bauchschm., als ob die Periode einsetzen wollte

Lac canin. D 12–30 Bauchschmerzen mit (täglichem) Seitenwechsel

Cimicifuga D 4–6 jede Erkältung schlägt sich auf den Unterleib (rheumatische Beschwerden im ganzen Körper)

Viburnum D 2–6 plötzlich heftige Unterbauchkrämpfe

Cannabis sat. D 6 Unterbauchschmerzen stechend (wie elektrisch)

Colocynthis D 4–6 Uteruskrämpfe nervöser Art, besonders nach Ärger und Erkältung

Bellis D 3 Unterleibschmerzen bei längerem Coitus interruptus

Clematis D 3 Mutterbänderschmerz (zu den Leisten) (Magnesium phosph. D 4–30)

Naja D 12–15 unklare Schmerzen in der linken Leiste

Aconit D 4–6 Schmerzen bei Berührung des Bauches

Strychnin. nitr. D 6 Bauchdeckenkrämpfe

Lac deflorat. D 15–30 kann keinen Druck auf dem Bauch ertragen

Magnesium carb. D 6–12 < nachts

Tellur D 12   < beim Husten
Ferrum jodat. D 6   Wundheit im Leib mit Senkungsgefühl

Kreuzschmerzen

Es muß stets die Ursache behandelt werden! Wird keine gefunden oder ist die Behebung nicht nötig oder nicht möglich, erreicht man mit homöopathischer Behandlung oft beste Erfolge.

> Acid. formicicum D 12   Routinemittel i. c. Quaddeln über den druckschmerzhaften Punkten des Kreuzbeins. Meist genügt eine Behandlung, selten sind zwei nötig.

weitere Mittel

> Kalium carb. D 4–12   Rückenschwäche, muß sich anlehnen
> Lilium tigr. D 6–12   starkes Senkungsgefühl
> Helonias D 2–6   ständig (nach Abort) schwache, erschöpfte Frauen
> Sepia D 6–30   mit Senkungsbeschwerden
> Cimicifuga D 4   Kreuz schwach und überempfindlich gegen leise Berührung
> Kalium mur. D 6   Schmerzen zum Fuß schießend
> Natrium mur. D 6–12   muß sich anlehnen
> Rhus tox. D 6–30   > Bewegung
> Cobalt nitr. D 12   < Sitzen > Umhergehen
> Tellur D 12   < Husten
> Berberis D 3   < Sitzen, Liegen < Bewegung, Erschütterung
> Pichi-Pichi D 4   Bandscheibenmittel (lokal i. c.)
> Harpagophytum D 3–4   Arthrose im Sakroiliakalgelenk (lokal quaddeln)
> (Sulfur D 12   plötzlich kraftlos, Ignatia D 6, Aristolochia D 3, Pulsatilla D 4–6, Senecio aur. D 2–4)

Kreuz berührungsempfindlich

> Colchicum D 4–6   (Lobelia)

Kreuz wie kalter Fleck

> Lycopodium D 6–12

Lumbalschmerzen

> Sepia D 6–12   mit Senkungsbeschwerden und Kreuzschmerzen
> Conium D 6–12   < im Liegen
> Berberis D 3   Steifigkeit, mehr links

Lumbosakralschmerzen   KENT II/341

> Aesculus D 3   und Iliosakralschmerzen < bei Sitzen, Bükken, Aufstehen
> Pichi-Pichi D 4–6   Bandscheibenmittel, am besten paravertebral quaddeln
> Magnesium carb. D 6–12   < nachts
> Fraxinus amer. D 2   Lenden-Kreuzschwäche, Herabdrängen
> Helonias D 2–6   Schwäche, Erschöpfung

Pulsatilla D 4–6
Cimicifuga D 4–6

Kokzygodynie   KENT II/330
Hypericum D 6   auf Diagnose
Magnesium carb. D 6
Castor equi D 3–200
Senecio D 3
Ledum D 2–4

Psoas-Syndrom

Der Psoas-Schmerz kommt relativ häufig vor, wird aber meist nicht erkannt. Die Patienten klagen über mäßige bis sehr starke Unterbauchschmerzen.

Bei der Untersuchung findet sich ein auffallender Druckschmerz 2 Querfinger unterhalb und 2 Querfinger seitlich des Nabels, einseitig oder beidseitig (die rechtsseitigen landen meist beim Chirurgen und werden appendektomiert. Nach Appendektomie lautet die Diagnose meist „Verwachsungsbeschwerden nach Appendektomie").

Beim echten Psoas-Syndrom findet sich **stets** eine Druckschmerzhaftigkeit im Rücken, 2–3 Querfinger lateral der LWS in Höhe von L 3 an einem ganz umschriebenen Punkt (entspricht dem 47. Punkt des Blasenmeridians der Akupunktur).

Das spezifische Mittel ist

Magnesium phosph. D 4   (3 × tgl. 1 Tbl. lutschen)

Am sichersten und schnellsten wirkt die Injektion von

Magnesium phosph. D 8–30 i. c.-Quaddel und etwas tiefer bis in die Muskulatur der Rückenpunkte

Meist genügt 1 Injektion, selten sind 2 nötig.

Vorsicht mit Magnesium phosph. in der Gravidität! Bei empfindlichen Frauen kann durch Entspannung des Muttermundes eine Frühgeburt ausgelöst werden.

Schwangerschaft

Fast alle Erkrankungen, die schwangerschaftsbedingt sind, und die meisten Erkrankungen anderer Art in der Schwangerschaft, lassen sich gut (oft besser als mit allopathischen Mitteln) homöopathisch behandeln. Man sollte im Interesse des werdenden Kindes die schädlichen allopathischen Mittel möglichst vermeiden.

Vorsicht in der Schwangerschaft mit Apis und Magnesium phosph., mit denen man bei empfindlichen Frauen eine Frühgeburt auslösen kann!

Vorbeugende Maßnahmen   in der Schwangerschaft

Man kann bei allen Frauen eine „*Eugenische Kur*"machen, die sich auf die Konstitution des Kindes günstig auswirkt. Dies ist besonders indiziert bei konstitutioneller Erkrankung früherer Kinder.

Eugenische Kur   (nach VANNIER)

Sulfur D 200

Luesinum D 200

Tuberculin D 200

Medorrhin D 200

Calcium carbon. D 200 (oder Calcium phosphor. bzw. Calcium fluor., je nach Konstitution der Mutter)

Mittelfolge in 4wöchigem Abstand

Man kann die Mittel – evtl. auch andere Mittel – nach der Symptomatologie der Mutter (KÜNZLI) geben oder bei Defektkrankheiten in der Anamnese (DORCSI),

bei psorischen Erkrankungen neben Sulfur *Psorinum*

bei sykotischen Erkrankungen Thuja und *Medorrhinum*

bei Hautanamnese Natrium muriaticum

Vorbereitung zur Geburt

Man kann am Ende der Schwangerschaft homöopathische Mittel geben, die die Geburt erleichtern und eine Übertragung in der Regel verhindern.

Pulsatilla D 4 + Caulophyllum D 3, 4 je 2 × tgl. im Wechsel zu geben 6 Wochen vor der Geburt mit Einschaltung von arzneifreien Tagen.

Weitere Möglichkeiten

Cimicifuga D 3 + Arnica D 3, 2× tgl. im Wechsel, 3–4
Wochen ante partum

Caulophyllum D 3, 14 Tage ante partum 3 × 1 Tbl.

Mitchella repens D 3–6, 14 Tage ante partum

Viburnum opul. D 4, nach erschwerten Geburten durch Zer-
vixspasmus

Abortus imminens und drohende Frühgeburt
KENT III/773, KLUNKER III/449

Die homöopathische Behandlung ist der schulmedizinischen nicht nur gleichwertig, sondern überlegen, weil es sich um eine echte, kausale oder konstitutionelle Therapie handelt, besonders beim habituellen Abort.

Schädliche Nebenwirkungen auf Mutter und Kind sind nicht zu befürchten. Bettruhe, Vermeidung von Anstrengungen und längeren Autofahrten, Nikotinverbot, Kohabitationsverbot, Aufrichtung einer Retroflexio, evtl. Cerclage müssen natürlich auch hier beachtet werden. Hormontherapie wird inzwischen auch von der Schulmedizin abgelehnt, auf Tokolytica bei drohender Frühgeburt kann nicht immer verzichtet werden. Man kann aber auch hier durch Gabe homöopathischer Mittel starke Dosen reduzieren und sich schneller wieder „ausschleichen".

Sabina D 4–8   besonders bei hellroter Blutung Mens 2–3, Blutklumpen, evtl. i. v.-Injektion

Crocus D 3–6   dunkle, fädige Blutung, dicke Klumpen

Kalium carb. D 4–12   habituelle Aborte, stechende Schmerzen, Kreuzschmerzen (Ödem oberes Augenlid)

Millefolium D 3–4   hellrote Blutung, schmerzlos (i. v.-Injektion)

Viburnum D 2   besonders in höheren Monaten. Ausstrahlende Schmerzen in die Schenkel. Lange geben!

Arnica D 3–6   Folgen von Verletzung, Fall, Überanstrengung (Rhus tox.), Zerschlagenheitsgefühl

weitere Mittel

Aconit D 6   Folgen von Fieber, Schreck (Opium, Gelsemium), Kälte, Angst. Häufige Gaben über kurze Zeit

Aletris D 1–3   Schwäche, Senkung (Sepia)

Apis D 6–12   Mens 3

Asarum D 4–12

Baptisia D 2–20

Belladonna D 4–6   Schmerzen, dabei nach hinten krümmen

Calcium carb. D 6–12

Cantharis D 6

Caulophyllum D 3–6   intermittierende Schmerzen, inneres Zittern bei Blutung, Schwäche

Chamomilla D 4–200   sehr schmerzempfindlich, Ärgerfolgen

China D 4–12

Cimicifuga D 4

Cuprum arsenic. D 6–12   krampfartige Uterus-Schmerzen

Dulcamara D 4–6   Folgen von feuchter Kälte
Erigeron D 4   helle Blutung durch Anstrengung (Rhus tox.) < durch Bewegung (ähnlich Trillium pend.)
Gelsemium D 4   Erregung
Hamamelis D 2   dunkle Blutung
Helonias D 2   Schwäche, Kreuzschmerzen, fühlt ihren Uterus
Ipecacuanha D 4   Blutung, Übelkeit
Nux moschata D 4–6   Abortneigung
Opium D 6–30   Schreckfolgen (Aconit, Gelsemium, Ignatia)
Plumbum D 6–8   Abortneigung
Pulsatilla D 4–12
Tabacum D 6   sterbenselend, Übelkeit
Thuja D 4–6   ähnlich Sabina
Trillium pend. D 2–4   mit Blutungen einsetzend, Lenden-Rücken-Schmerz
Ustilago D 4   (Secale D 4–6)
(Mercurius, Hyoscyamus, Stramonium, Spongia, Eupatorium purp., Gossypium, Ruta, Uzara ∅)

Indikation nach der Zeit

Im 2. Monat   Sabina, Apis, Kalium c., Viburnum, Cimicifuga

Im 3. Monat   Sabina, Crocus, Kalium carb., Cimicifuga, Ustilago, Thuja, Eupatorium purp., Secale, Viburnum, Mercur. sol.

Im 5.–7. Monat   Viburnum, Sepia, Secale (dunkle Sickerblutung), Ustilago (ähnliche Secale), Plumbum

Im 8. Monat   Pulsatilla D 4–6

Letzter Monat   Opium, Viburnum, Ustilago, Secale

Indikation nach den Ursachen

durch Angst, Furcht
Aconit D 4–6

– Anstrengung
Arnica, Erigeron, Rhus tox., Helonias, Bryonia, Millefolium, Acid. nitric.

– durch Ärger
Chamomilla D 6–200

– Erregung
Gelsemium D 4

– Fall, Unfall, Verletzungen
Arnica D 6–30, Rhus tox. D 6–12, Ruta D 4

– Fieber, Kälte
Aconit D 4–6

- Gewitter
  Natrium carb. D 6, Rhododendron D 3
- durch Grippe
  Gelsemium D 4
- feuchte Kälte
  Dulcamara D 4–6
- durch zu häufigen Koitus
  Cannabis sat. D 12
- unterdrückten Kummer
  Ignatia D 6–30, Natrium mur. D 6–30
- Retroflexio
  Viburnum prun. D 4–6 (und Aufrichtung!)
- Schreck, Schock
  Aconit, Opium, Gelsemium, Ignatia, Baptisia
- Schwäche
  Caulophyllum D 4
  (Aletris, Helonias, Sepia, China, Silicea)
- seelische Depression
  Baptisia D 4–6
- Überhitzung
  Bryonia D 4
- durch Überstrecken
  Aurum D 6–12
- durch Zorn
  Chamomilla D 30–200

Neigung zu Aborten (habituelle Aborte)   KENT III/774, KLUN-
KER III/454
  Caulophyllum D 6   Schwäche, intermittierende Schmerzen
  Kalium carb. D 4–6   stechende Schmerzen, Kreuzschmer-
    zen. „Was Phosphor den Nerven, Kalk den Knochen, das
    ist Kali dem Uterus" (HAEHL)
  Plumbum D 6–12 (Plumbum arsenic.) bei anämischen,
    schwachen, mageren Frauen
  Sabina D 4–8
  Viburnum op. D 2
  Helonias D 2
  Acid. nitric. D 6–12

weitere Mittel

Argentum nitr. D 6–12
Aristolochia D 3–12
Aurum mur. D 6–12
Calcium carb. D 6–12
Cimicifuga D 4
Ferrum D 6–12
Gossypium D 4
Kalium ph. D 6, Kalium chloric., Kalium nitr.
Lycopodium D 6–12
Mercur. sol. D 6–12
Nux mosch. D 6
Platin D 6–12
Pulsatilla D 4–6
Sepia D 6–12   nach unten Drängen
Silicea D 6–12, Aletris D 3   Schwäche
Sulfur D 6–12
Thuja D 4–12
Luesium D 30
Medorrhin D 30

In erster Linie sollte man das passende Konstitutionsmittel geben. Sehr Gutes sah ich auch bei der Anwendung der Nosode *Bang* D 15–30 alle 3–4 Wochen eine Injektion s. c. auch zusätzlich zu den obigen Mitteln.

Bei Abort

Cantharis D 6, Sabina D 4, Sepia D 6, Crocus D 4, Asarum D 4, Helonias D 2–4, Uzara ∅, Thuja D 6

Nach Abort

Arnica D 3   prophylaktisch nach Kürettage

– lange, hellrote Blutung
  Psorinum D 15–30
  Sulfur D 12

– starke Uterusschmerzen
  Secale D 6–12

– mangelhafte Rückbildung
  Psorinum D 15–30

– Periodenblutungen stark, hell
  Ustilago D 3–6

Infizierter, fieberhafter Abort   (sofern nicht schulmedizinische Intensiv-Therapie mit Antibiotika usw. erforderlich)

Lachesis D 12–15
Pyrogenium D 15–30   (nur 1 Gabe!)
Echinacea D 4

Am besten, man gibt alle drei Mittel zusammen in die Misch-spritze. Bei Sepsis, wenn Antibiotika versagen.

Abgestorbene Gravidität

Cantharis D 6   (treibt oft die tote Frucht aus, ähnlich Sabi-na)

Blasenmole   zum Ausheilen
Natrium carb. D 6

Emesis und Hyperemesis
KENT III/454, 458, 472, 480

Bei genauer Anamnese und Differenzierung der Beschwerden gelingt es fast immer, das passende Mittel zu finden. Anfangs wird man evtl. häufiger kleine Mahlzeiten geben. In besonders hartnäckigen Fällen sollte ein Milieuwechsel erwogen werden.

bei Geruchsüberempfindlichkeit

Cocculus D 4   schon beim Gedanken an Speisen Schwindel, Kopfschmerzen, ängstlich, depressiv, regt sich über jede Kleinigkeit auf. Häufig hellhaarige Frauen

Colchicum D 4   besonders bei Fischgeruch Salivation, > Wärme und Ruhe, Frösteln, Blutungen, Magenschmerzen, Diarrhö   Unverträglichkeit von Benzingeruch (Symphoricarpus)

Sepia D 6–30   < durch Küchengerüche Ekel, deprimiert < Sehen und Riechen von Speisen > Liegen rechts, Leeregefühl im Magen, Abneigung gegen Fleisch und Milch

Dioscorea D 6   Sehen und Riechen von Speisen (Vagusmittel)

Petroleum D 8   > durch Essen (Ignatia)   beständige Übelkeit bei erhaltenem Appetit

Nux moschata D 6   bei und nach dem Essen, Denken an Speisen, Leeregefühl im Magen, Blähungskoliken

Stannum D 6–30   < Denken an Speisen, Leeregefühl im Magen, Ekel bei Speisegeruch, besonders morgens. Großes Leeregefühl im Magen durch Essen nicht gebessert

Tuberculin Koch D 30   < Speisen- und Küchengerüche

Arsenicum alb. D 6–12   appetitlos, Ekel vor Speisen, Empfindlichkeit gegen Speisen- und Küchengerüche, Übelkeit beim Sehen von Speisen, Erbrechen schleimig, gallig, bessert nicht

Symphoricarp s. u.

unstillbares Erbrechen

Ipecacuanha D 3–6   beständige Übelkeit bei *reiner Zunge*. Erbrechen bessert nicht, bei leerem Magen Würgen, Schleimerbrechen, Speichelfluß (Diarrhö), evtl. im Wechsel mit Nux vom. D 4–6 (Ipec. vor dem Essen, Nux vom. nach dem Essen)   < abends, nachts – erschöpft, reizbar

Ambra D 4   Kälte im Bauch

Lobelia D 4   > durch Essen, Speichelfluß, Blähbauch

weitere Emesis-Mittel

Tartarus emet. D 6 Tbl. (Tartarus stibiatus, Antimon. tartar.) Erbrechen (in jeder Lage außer rechts) bessert (Tabacum) Nausea, Zunge weiß, Verlangen nach Saurem und Unverträglichkeit von Saurem (Salivation).

Tabacum D 6–30   sterbenselend > Erbrechen, Bedürfnis, wieder zu essen (Mandragora, Petroleum), Übelkeit mit kaltem Schweiß

Mandragora D 4, 6   Bedürfnis, wieder zu essen (Tabac., Petrol.), weiße Zunge, Nüchternschmerz, verträgt keine Genußmittel, apathisch-depressiv, unruhiger Schlaf

Asarum D 30   < nach jedem Erbrechen, Übelkeit

Nux vomica D 4, 6   Widerwille gegen Speisen, übler Mundgeschmack < morgens

Ignatia D 6–30   bei überempfindlichen Frauen (auch als Zwischengabe oft nützlich), überempfindlich gegen Zigarettenrauch, wechselnde Toleranz gegen dasselbe Nahrungsmittel < bei leerem Magen

Kreosotum D 4   mit Speichelfluß (evtl. + Phosphor D 12), scharfer Fluor, Schwäche

Natrium bicarb. D 6–12   mit Acetonaemie

Natrium mur. D 6–12   Übelkeit mit Pulsationen. Abneigung gegen Schwarzbrot, Verlangen nach Salz

Anacardium D 4, 6   Magendruck > Essen, Sodbrennen < nüchtern

Acid. lacticum D 4, 6   Übelkeit, Vomitus matutinus

Cimicifuga D 3–6   Vomitus matutinus

Acid. sulfuric. D 6–12   saures Erbrechen, Milchunverträglichkeit, Unverträglichkeit von Kaffeegeruch

Apomorphin D 2–12 T.   Erbrechen plötzlich nach Essen, ohne Übelkeit, bei geringster Nahrungsaufnahme, < Essen, Salivation, Schweißausbruch, Unruhe, beschleunigte Atmung. Zentral wirkend auf den Parasympathikus (schwere Fälle)

Pulsatilla D 4, 6   Abneigung gegen Fleisch, Fett. Verlangen nach Süßem, verträgt es aber nicht (Lyc., Sulf., Arg. nitr.). Übelkeit, Erbrechen Tag und Nacht

Sulfur D 6   Vomitus matutinus. Verlangen nach Süßem, verträgt es aber nicht (s. o.)

Symphoricarpus D 4–12   Obstipation, Nausea < jede Bewegung. < Riechen, Sehen, Denken an Speisen. Abneigung gegen Essen, > *Liegen auf dem Rücken* (Leitsymptom!). Unverträglichkeit von Benzingeruch (Colchicum)

Iris D 3–6   Salivation, Migräne, Brennen

Phosphor D 6   Brennen im Magen, Wundheitsgefühl. Verlangen nach kalten Getränken, die aber bald wieder erbrochen werden

Jaborandi D 4–6   mit Speichelfluß

Kalium bichrom. D 6–12   Erbrechen sofort nach dem Essen, Verlangen nach Saurem, < durch Bewegung

Hydrastis D 3, 4   saures Aufstoßen, Schwächegefühl im Magen, aber nicht > durch Essen

Acid. aceticum D 6   große Schwäche

Cerium oxal. D 2, 3   spastisches Erbrechen von Halbverdautem (evtl. im Wechsel mit Pilocarpin D 10)

Carbo animalis D 6   Übelkeit < nachts, saurer Speichel, Sodbrennen

Gossypium D 6 < morgens beim Aufstehen, < bei Bewegung, folgende
Schwäche, Epigastrium sehr empfindlich, schwach, nervös
Psorinum D 30 muß essen in der Nacht
Aletris D 1–3 Ekel, Vomitus, Schwindel, Schwäche > Essen
Cyclamen D 4–12 Salivation, furchige Zunge, alles schmeckt salzig
Medorrhinum D 200 Vomitus matutinus, Hyperemesis bösartig, Erbre-
chen ohne Übelkeit
Mercurius sol. D 12 < morgens, mit Salivation
Strychnin. D 4–6 Übelkeit, Würgen
Theridion D 12 Erbrechen, Übelkeit, Schwindel < Augenschließen,
< warm Trinken
Veratrum alb. D 4 beständ. Übelkeit (Herzklopfen)
Viburnim op. D 1–3 < morgens mit allgemeiner Nervosität
Antimon crud. D 4 Ekel, Gefühl des Überessens, milchweiße Zunge, Diar-
rhöen, empf. gegen Saures
Strontium brom. D 6–12

Wiederholung der Mittel bei Morgenübelkeit

Cocculus, Ignatia, Petroleum, Pulsatilla, Symphoricarpus
Das morgendliche Erbrechen von Schleim (Pat. fühlt sich danach wohl) sollte
man nicht behandeln.

Ekel vor Speisen

Arsenicum alb. D 6 s. o.

Sepia, Aletris, Laurocerasus, Nux moschata (beim Denken
an Speisen)

Salivation

Granatum D 6

Kreosotum D 6

Cyclamen D 6 salziger Geschmack aller Speisen

Lobelia D 4

(Acid. lact., Ac. acetic., Apomorphin, Coffea, Helonias, Tar-
tar. emet., Kalium jodat., Ipecacuanha, Iris, Colchicum,
Jaborandi, Mercur sol., Luesinum nachts)

Singultus

Cyclamen D 6–12

Ignatia D 6–30

In der Schwangerschaft

treten verschiedene Krankheiten und Beschwerden auf, die nicht durch die Schwangerschaft als solche bedingt sind. Hier sollte es unser Bestreben sein, möglichst alles homöopathisch oder mit anderen biologischen, für Mutter und Kind unschädlichen Mitteln zu heilen.

Es treten aber auch Erkrankungen und Beschwerden auf, die durch die Schwangerschaft bedingt sind oder verstärkt werden. So kann man viele der u. a. Mittel auf die Diagnose hin im Sinne der „bewährten Indikation" (DORCSI) anwenden.

Beschwerden verschlimmern sich i. d. Gravidität
 Asarum D 12

Abgespanntheit körperliche
 Sepia D 6–12

Abort s. S. 167

Absonderliche Gelüste
 Sepia D 6–12
 Calcium carb. D 6–12
 (Alumina D 6, Carbo vegetabilis D 6)

After – Schmerzen
 Capsicum D 6
 Zingiber D 3–6   A. heiß, wund, schmerzhaft

Akne
 Belladonna D 4–6
 Sepia D 12
 Sabina D 4
 Sarsaparilla D 6

Alopezie
 Lachesis D 12–16

Alkoholismus
 Nux vomica D 6

Angst
– daß Schwangerschaft oder Geburt nicht gutgeht
 Veratrum alb. D 6

– während der Gravidität
 Cimicifuga D 4–6, Lyssinum D 30

Anurie und Dysurie
  Equisetum D 1–12, Populus trem. D 1

Aufgedunsenes Gesicht (Ödem)
  Phosphor D 6–12, Mercurius corr. D 6–12

Bauchdecken schmerzhaft (Bauchmuskelschmerz)
  Bellis D 4

Bauch empfindlich
  Sepia D 6–12, Nux mosch. D 4–6

– *Schmerzen* KENT III/547
  Nux vom. D 6–12

– *Symptome*
  Ammonium mur. D 6–12

Besserung von Beschwerden in der Gravidität
  Cimicifuga D 4–6

Bewußtlosigkeit
  Nux moschata D 4
  Nux vomica D 6 (Secale D 6)

Blasenbeschwerden
  Equisetum D 1–12

Blutandrang zum Kopf
  Glonoinum D 6

Brennen am After
  Capsicum D 6

Brustnarben wie entzündet
  Phytolacca D 4–12
  Graphites D 10–12
  Carbo animalis D 6

Brüste schmerzhaft
  Calcium phos. D 6
  Croton tigl. D 6
  Castor equi D 3–6

– *Schmerzen*
  Sepia D 6–12
  Pulsatilla D 4
  Conium D 6

- *Knoten*

    Acid. fluoricum D 6–12

- *Entzündungsneigung*

    Belladonna D 4

    Bryonia D 3–4

Chloasma

    Sepia D 12 (Folliculin D 30 1 × wöchentlich, Cadmium sulf.,
    Nux moschata, Caulophyllum, Tuberculin.)

Cystitis

    Eupatorium purp. D 3 akut und subakut

    Populus trem. D 1–2, Sabal D 1–3

Depression

    Pulsatilla D 6–30

    Sepia D 12–30 (s. Psychosen), gleichgültig gegen alles

Diarrhö   KENT III/611

    Antimonium crudum D 4   (abwechselnd mit Obstipation)

    Veratrum album D 4   (Nux vomica, Nux moschata, Petro-
    leum, Phosphor, Pulsatilla, Sepia)

Diabetes

    Okoubaka D 2–6   (zusätzlich)

Dyspnöe

    Viola odorata D 3   (Pulsatilla)

Ekel vor Speisen

    Sepia D 6–12, Aletris D 3–4

Eklampsie

    s. Kapitel „Geburt" S. 234

Ekzemfrei in der Gravidität

    Graphites D 10–12

Emesis

    S. 86

Epilepsie

    Oenante crocata D 4–6

Epulis

    Thuja D 4

Erbrechen   S. 86

Erschöpfung, Schwäche, Melancholie
China D 12–30

Freßlust s. Appetit gesteigert

Fluor KENT III/763
Sepia D 6–12 scharf
Kreosotum D 4–6 übelriechend
Pulsatilla D 4–6 mild
(Cocculus, Murex, Lachesis)

Frieren, Frost, Schauer
Pulsatilla D 4–6

Furcht allgemein KENT I/46
Cimicifuga, Stannum, Lyssinum

Furcht vor dem Tode
Aconit D 6

Gallebeschwerden
Chelidonium D 6 (das am meisten indizierte Mittel)

Gehen nicht möglich
Bellis D 4 (Bauchmuskeln lahm, schmerzhaft)

Gesicht aufgedunsen, Ödem
Phosphorus D 6–12, Mercurius corr. D 6–12

Gesichtsschmerz
Ignatia, Sepia, Stramonium

Gingivitis gravid.
Mercurius solubilis D 12 (Zahnfleisch geschwollen, blaugrau, blutend)

Gliedermüdigkeit
Bellis D 4

Grossesse nerveuse – eingebildete Schwangerschaft (fühlt Lebendiges im Bauch)
Thuja D 12–30
Crocus D 6–30
(Sabina, Pulsatilla, Ignatia, Sabadilla)

Hämorrhoiden KENT III/630
Collinsonia D 3–6 (30) schmerzhaft, Obstipation, Blähungsneigung
(Podophyllum D 4 mit Obstipation

Podophyllum D 12   mit Diarrhö
Acid. muriaticum D 6–12   bläulich, heiß mit heftigen Stichen, Sulfur D 12)

Harndrang
Podophyllum pelt. D 3–6
Pulsatilla D 4–6
(Aconit, Sulfur, Eupatorium purp., Staphisagria)

Harn-Inkontinenz   KENT III/676
Pulsatilla D 4–6
(Arsenicum album, Sepia, Natrium mur.)

Heimweh
Capsicum D 6   (Ignatia)

Herpes simplex
Sepia D 12

Herzklopfen   KENT II/226
Lilium tigr. D 6–12, Natrium mur. D 6–12, Sepia D 6–12

Husten   KENT III/373
Conium D 6   besonders nachts
Lachesis D 30
Phosphor D 6–12
Sepia D 6–12
Sabina D 6
Kalium brom. D 6–12   Reflexhusten

Hyperemesis   S. 86

Hypotonie
Veratrum alb. D 4

Ischias
Acid. formicicum D 6   i. c.-Quaddeln lateral der Art. sacroiliaca, entsprechend dem Verlauf des Nerven bzw. den schmerzhaften Druckpunkten (hilft in 70–80% aller Fälle mit 1 oder 2 Quaddelungen)
Aconitum D 3   Folgen kalter Zugluft
Rhus toxicodendron D 4–12   > durch Bewegung
Colocynthis D 4
Gnaphalium D 2–3   Schmerzen wechseln mit Taubheitsgefühl > Ruhe, Sitzen

Pulsatilla D 4   > Bewegung (venöse Stase)
Acid. sacrolacticum D 6

Kälte

Nux mosch. D 6–30

Kindsbewegungen schmerzhaft
Arnica D 3
Silicea D 6   (Pulsatilla, Opium)

– stören den Schlaf
Conium D 6
Arnica D 3

– heftig
Lycopodium D 6
Opium D 6
Silicea D 6
Psorinum D 20–30

– führen zu Kollaps
Veratrum alb. D 4

Konvulsionen
Lyssinum D 20

Kopfschmerzen   KENT I/236

Krampfartige Schmerzen   in der Vorderseite der Oberschenkel
Viburnum opulus D 1–2

Krämpfe des Uterus, Kontraktionen
Viburnum opulus D 2
Caulophyllum D 3, 4, 6

Krämpfe
s. u. Muskelkrämpfe

Lumbo-sakral-Schmerz
Aesculus D 3
Sepia D 6–12

Magen   Völle nach dem Essen
Nux mosch. D 6–12

– Störungen
Cantharis D 6

Malaria   (zusätzlich)
Okoubaka D 2–6

94

Melancholie, religiöse M., Seufzen
Veratrum alb. D 6

„*Menstruation"* in der Schwangerschaft KENT III/767
Nux moschata D 3

Müdigkeit (Hb?, RR?)
Acid sarcolacticum D 6

Mund brennen
Capsicum D 6–30

– wund
Hydrastis D 2

Muskelkrämpfe (schmerzhaft)
Cuprum acet. D 4
Veratrum alb. D 4 (Viburnum)

– Hände und Füße
Viburnum op. D 2

– Unterschenkel
Gelsemium D 4, Viburnum D 2 (Hamamelis)

– Fußsohlen
Calcium carb. D 6 (Zehen)

– Waden
s. u. bei „Waden"

Muskelschmerzen
Aletris D 2–6, Ac. sarcolacticum D 6

Mutterbänderschmerz
Clematis D 3
(Aletris D 1–6
Magnesium phos. D 4)

Nephropathie
Apis D 4–6 Oligurie, Ödeme, Albuminurie, akut
Arsenicum album D 6–12
Cuprum arsenicosum D 6–12
Helonias D 2 erschöpfte Frauen, Kreuzschmerzen, heller
Urin (besonders nach der Geburt)
Solidago Ø–D 2 Ödeme
Phosphorus D 6–12 später und am Ende
Mercurius corrosivus D 12 i. d. Frühgravidität

Serum anguillae D 4–6
Formica rufa D 8–10, Iridium D 12

Chronische Nephropathie
Berberis D 8–10
Kalium chloricum D 4–12   (Oligurie, Leberverstimmung)

Nervosität
Asarum D 6

Neuritis
Aconit D 3–6   (besonders bewährt)

Nymphomanie
Platin D 6–200, Zincum D 30

Obstipation   KENT III/617
Collinsonia D 3, D 30
Sepia D 6
Pulsatilla D 4
Hydrastis D 4
Nux vom. D 6
Platin D 6
Man hat damit häufig keine Erfolge und braucht zusätzliche
Mittel wie Eugalan forte, Leinsamen, Passage-Salz, Eugalein
usw. Notfalls Agiolax, Laxiplant

Ohnmacht   KENT I/431

Ödeme
Solidago Ø–D 2   hilft meist (+ Diät!)
Apis D 4   in ca. 50% wirksam

Parästhesien
Aesculus D 3   schmerzhaft, besonders nachts, hilft auch,
wenn Roßkastanienextrakte wie Venostasin u. a., versagt
haben!
Secale D 3–4
Flor de Piedra D 4, 6   (Brachialgia paraest. nocturna)

Paroxysmale Tachykardie
Veratrum alb. D 2   (Natr. mur.)

Phlebitis
Belladonna D 4 + Echinacea D 4 (Injektionen) (peroral
Echinacea auch bis Ø)
Lachesis D 12, 15   am besten Injektionen 1 × täglich

Pulsatilla D 4
Hamamelis Ø–D 2
Carduus marianus Ø–D 2   als zusätzliches Mittel
Apis D 4, 6   mit Ödem

Rezidivierende Phlebitis
Vipera ber. D 12   am besten Injektionen

Präklampsie (Krankenhaus-Einweisung!)
Veratrum viride D 4   (hochakut)
Helleborus D 6

Pruritus universalis
Sulfur D 12   spezifisch
(an andere Ursachen denken!)
Flor de Piedra D 6   hepatogener Pruritus
Dolichos D 3   wirkt mehr symptomatisch
Collinsonia D 3
Ichthyol D 2

Pruritus vaginae   KENT III/756
Caladium Seguinum D 6–12
Borax D 6
(Mykose? Trichomonaden?)

Pruritus vulvae   KENT III/756
(meist Mykose!)
Sepia D 6–12
Ambra D 3
Collinsonia D 3   Obstipation, Hämorrhoiden
Caladium Seguinum D 6–12   (mit Prur. vag.)
(Mercurius, Kreosotum, Helonias, Acidum fluor., Urtica)
lokal H_2O_2 1 : 12, Conium Salbe

Psychosen
(sehr gute Zusammenstellung findet sich in der Zeitschrift für
Klassische Homöopathie 3/1967)
– *Gleichgültig gegen alles*
Sepia D 6–30
– *Hochmut*
Veratrum alb. D 6   (Platin)
– *Hypochondrie*
Natrium muriaticum D 6–200
Magnesium carbonicum D 6–12   (Phytolacca)

- *Neigung zum Weinen,* schweigsam, melancholisch
    Platin D 6–200
    Natrium muriaticum D 12–200
    Pulsatilla D 6–200
    Ignatia D 6–200
    Lachesis D 30
    (Cimicifuga, Veratrum, Stannum)
- *Nymphomanie*
    Platin D 6–200
    Zincum D 30
- **Nervös**
    reizbar, Unruhe, Furcht, Manie
    Veratrum alb. D 6
    (Nux moschata, Theridion curass., Cimicifuga, Ambra)
- *Selbstmordneigung*
    Aurum D 12–30

Pyelitis
    Formica rufa D 8–10   (Koli, übelriechender Urin)

Pyelonephritis
    Eryngium aquatum D 3–8

Ranula
    Thuja D 6–30
    (Mercurius dulc., Abrotanum, Calcium carb., Acid. fluor.)

Reizbarkeit
    Sepia D 6–12

Retinitis
    Gelsemium D 4, 6

Rotundum Schmerz
    Clematis D 3

Ruhelosigkeit
    Aconit D 6–30
    Nux mosch. D 6
    Veratrum alb. D 4
    Ambra D 4
    Colchicum D 4

Salivation
    Granatum D 4, 6

Kreosotum D 6
Jaborandi D 4, 6
Lobelia D 4, 6
Mercurius sol. D 12
Natrium mur. D 6–12
Sulfur D 12
Cyclamen D 6–12
Helonias D 4–6
Luesinum D 30   < nachts
(Coffea, Kalium jod., Acid. lactic., Jod, Acid. aceticum, Anti-
monium tartar., Ignatia)

Saurer Mundgeschmack
Acid. lacticum D 6
Magnesium carb. D 6
Acid. oxalicum D 6–12

Sexuelle Erregung
Platin D 6–200
Murex D 4, 6
Veratrum alb. D 6   schamlose Reden, Umarmungen, nackt
ausziehen

Sexualtrieb gesteigert   KENT III/776, KLUNKER III/606
Lachesis D 12–30
Pulsatilla D 4–30
(Platin, Phosphor, Belladonna, Mercur, Stramonium, Ver-
atrum alb., Mancinella)

Singultus
Cyclamen D 6–12
Ignatia D 6–12
Opium D 6
Tabacum D 6   bei Vagotonie

Sodbrennen   KENT III/472
Die allopathischen Säurebindungsmittel sind unphysiolo-
gisch und immer vermeidbar!
Pulsatilla D 4, 6   < nach dem Essen, < abends, < nach
Süßem, < nach Fett
Anacardium D 4–12   > durch Essen
Mercurius sol. D 12   < nachts (spezifisch)
Acid. lacticum Ø

Nux vom. D 4, 6
Arsenicum alb. D 6

- weitere Mittel
  Dioscorea D 6 Vaguswirkung, Thuja D 4, 6 S. beim Bücken
  Iris D 4, 6, Ferrum D 6–12, Capsicum D 6
  Cydonia e semin. D 1, Lycopodium D 6

Steißlagen, Neigung zu
Nos. Toxoplasmose D 200
Pulsatilla D 4 soll eine Wendung bewirken

Struma
Calcium phos. D 4, 6 (hyperthyreot. D 12!)
Pulsatilla D 4, 6
Flor de Piedra D 4, 6
Hydrastis D 4, 6

Suizidneigung
Aurum D 12–30 (hilft bisweilen)

Schlaflosigkeit
Cimicifuga D 6 (depressiv, melancholisch, Kopfschmer-
zen, Magenleere, rheumatische Beschwerden)
(Aconit, Coffea, Pulsatilla, Sulfur, Nux vom., Sumbulus,
Ammonium valer. D 3, 4)

Schmerz abwärtsdrängend
Kalium carb. D 4, 6 „als ob alles herauskommen wollte"

- in der linken Seite wie ausgerenkt
  Ammonium mur. D 6

Schwäche
Sepia D 6–12
Helonias D 2–6
Aletris D 1–3

- der Beine
  Bellis D 3, 4 (Zerschlagenheitsgefühl)
  Murex D 4, 6

- der Gelenke
  Murex D 4, 6

Schwermut
Cimicifuga D 4–12
Veratrum alb. D 6 mit Angst
Natrium mur. D 6–30

Lachesis D 12–30

Sepia D 6–30   Verlangen nach Einsamkeit

Helonias D 2–6   > durch Beschäftigung

s. auch bei Psychosen

Schwindel

Cocculus D 6

Belladonna D 4–12

Nux vomica D 6   (Natr. m., Arsen, Phosph., Gelsem.)

Tachykardie

Veratrum album D 2, Lycopus virg. D 2

Tetanie

Veratrum album *D 2*

Toxoplasmose

Okoubaka D 2–6

Trunksucht

Nux vomica D 6–30

Uterus-Schmerz

Caulophyllum D 3–6   Kontraktionen

Arnica D 3   schmerzhafte Kindsbewegungen

(Pulsatilla, Opium, Silicea)

Varikosis

Pulsatilla D 4

Arnica D 3, 4   Zerschlagenheitsgefühl der Beine

Sepia D 6–12

Aesculus D 2, 3   Kreuzschmerzen, trockene Schleimhäute

Hamamelis Ø–D 2

Carduus mar. Ø–D 2   evtl. zusätzlich

(Calcium fluor. D 10–15   evtl. im Wechsel mit Arnica, Lyco-
podium D 6–12, Lachesis D 12, Bellis D 1–6, Sulfur
D 4–12 Brennen, Ferrum D 6, Millefolium D 4 Schmerzen
in den Beinvenen, Zincum D 6–12, Ruta grav. D 2–6)

Unterleib empfindlich

Bellis D 4

Varicosis vaginae   am Ende der Gravidität

Collinsonia D 1–2

Varicosis vulvae

Lycopodium D 6–12

Calcium fl. D 6–12
Arnica D 3
Carbo vegetabilis D 6–12   > feuchtwarmes Wetter, Pruritus

Venenschmerzen in den Beinen
Millefolium D 4

Vorstellungen, seltsame
Lyssinum D 20

Vulva-Schwellung
Mercurius solubilis D 12
Podophyllum D 6

Wadenkrämpfe
Cuprum aceticum D 4 (auf Diagnose)
(Cuprum arsenicosum ähnlich, Ruta D 1–3, Zincum D 30, Viburnum Opulus Ø–D 2, Sepia D 6)

wechselnde Beschwerden (dauernd)
Cimicifuga D 4, 6

Weinen KENT I/146
Pulsatilla, Ignatia, Natrium mur., Apis, Magnesium carb., Stramonium

Zahnschmerzen
Sepia D 6
Staphisagria D 4–30
Lyssinum D 20, 30
(Nux moschata < Wärme, Magnesium mur. u. carb. < Kälte, Pulsatilla, Ratanhia D 4   < nachts (Chamomilla, Ferrum)   muß aufstehen und umhergehen, Magnesium carb. D 6–12 < nachts, < Kälte, < Ruhe

Zigarettenrauch wird nicht vertragen
Ignatia D 6–30

Weisheitszahn-Schmerzen
Cheiranth. cheir. D 4

Menstruation

Die Homöopathie ist eine individuelle, personotrope Medizin, die den ganzen Menschen behandelt. Es wundert daher nicht, daß die Menses-Symptome so mannigfaltig sind. Sie sind deshalb so bedeutend, weil es nicht nur darum geht, einzelne Störungen zu beseitigen, sondern weil sie auch wichtige Hinweise auf die Konstitution sowie auf die Wahl des passenden Arzneimittels bei *anderen* Erkrankungen geben.

Die Menstruation ist gleichzeitig eine Ausscheidungsphase (Stoffwechselreinigung). Ihre Unterdrückung führt daher oft zu einer „menstruellen Retentionstoxikose" (ASCHNER). Man denke daran auch bei Einnahme der Antibabypille!

Verschiedenes bei der Periodenblutung
(KENT III/763, KLUNKER III/520 2 M 12)

Blutung

- nur tagsüber
  Pulsatilla, Cyclamen, Causticum
- nur morgens
  Sepia, Bovista, Carbo an.
- nur morgens und abends
  Phelandrium
- tagsüber weniger
  Ammonium mur.
- nur abends
  Coffea
- nur nachts
  Magnes. c., Natrium m., Cyclamen, Bovista, Coffea
- nur im Schlaf
  Magnes. c.
- im Liegen
  Bovista, Coccus cact., Kreosot., Magnesium carb.
- vermehrt nachts
  Magnes. c., Magnes. m., Natrium m., Bovista, Pulsatilla, Sepia, Sulfur, Zincum, Ferrum, Ammon. c., Coca $\emptyset$–D 6
- nach Anstrengung einsetzend
  Calcium c., Bovista

Blutung, nach Kummer einsetzend
    Ignatia
– nur beim Gehen
    Lilium tigr.
    Pulsatilla   beim G. am stärksten
– nur beim Wasserlassen
    Coccus cacti D 4

Blutung
– blaß
    Ferrum phos., Graphit, Natrium m., Sulfur (Sepia, Pulsatilla,
    Belladonna, Phosphor, Sabina, Kalium c.)
– braun
    Bryonia (Ac. nitric., Pulsatilla, Sepia)
– dick
    Pulsatilla (Graphit., Lilium, Platinum, Sulfur, Nux vom.)
– dunkel
    Pulsatilla, Platin, Crocus, Calcium phos., Nux vom., Chamo-
    milla, Hamamelis, Secale, Ustilago, Sulfur, Ignatia, Gra-
    phites, Natrium m., Lac deflor. D 12 scharf, Periode unre-
    gelmäßig, verspätet, Andrang z. Kopf, kalte Hände, Übel-
    keit, Schwindel
– dünn
    Ferrum, Natrium mur., Pulsatilla, Tellur, Carbo veget., Lyco-
    podium
– – wäßrig
    Aethusa D 6–30, Alumina, Lac deflor. D 12 farblos, dunkel,
    scharf, Gossypium D 6
– fadenziehend
    Crocus, Platin, Lac can., Ignatia, Sepia, Magnesium carb.,
    Pulsatilla, Elaps corall. D 6
– heiß
    Belladonna
– wie Fleischwasser
    Natrium carb., Acid. nitric.
– schwarz
    Pulsatilla, Cyclamen, Crocus, Platin, Ignatia, Kalium nitr.,
    Lachesis, Lycopodium, Sulfur, Nux vomica, Sanguinaria,
    Xanthoxyllum fast schwarz, dick, Juglans reg. nur
    schwarze Klumpen

- wechselnd im Aussehen
  Pulsatilla
- zäh
  Crocus, Platin, Pulsatilla, Ignatia, Sepia, Lac can., Magnesium carb.

Blutung

- mit Klumpen   KENT III/765
  Belladonna, Calcium c., Calcium ph., Platin, Lachesis, Chamomilla, Cyclamen, Pulsatilla, Sabina, Murex, Ipecacuanha, Rhus tox., Sulfur, Coccus cact., Cyclamen, Lac canin.
-   – hört im Liegen auf
  Lilium tigr.
-   – im Liegen vermehrt
  Pulsatilla
- enthält Klumpen
  Belladonna, Sabina, Secale (China, Chamomilla, Ferrum)
- mit Membranen
  Viburnum, Chamomilla, Phosphor, Bovista, Sepia, Lac canin., Natrium mur., Sulfur, Kalium c.
-   – schwarzen Klumpen
  Juglans regia

Blutung

- scharf, wundmachend
  Kalium c., Lachesis, Silicea, Sulfur (Arsen, Graphit., Carbo veget., Causticum, Tellur, Cantharis), Lac deflor. D 12
  dunkel, wäßrig
- macht beißenden Schmerz am Genitale
  Rhus tox.
- mit sexueller Erregung
  Dulcamara, Mercurialis per.
- schwer auszuwaschen
  Magnesium carb., Medorrhinum

Blutung

- übelriechend   KENT III/768, KLUNKER III/524
  Pyrogenium, Sanguinaria, Secale, Medorrhin., Kalium carb., Belladonna (dunkel), Ignatia, Bryonia, Kreosot., Sabina, Carbo veget. Helonias, (Kalium ph., Kalium c., Crocus, Lilium, Platin, Psorinum stinkender Aasgeruch, Silicea,

Nux vom., Sepia, Tellur, Sulfur, Aranea diad. Geruch nach
Ammoniak, Ustilago)

Blutung unregelmäßig   KENT III/768
Pulsatilla, Ignatia, Sepia, Lachesis, Apis, Cimicifuga, Calcium
c., Senecio, Secale, Sulfur, Argent. n., Conium, Lycopodi-
um, Ac. nitric., Nux vomica, Nux mosch. (mit trockenem
Mund), Silicea, Staphisagria, Tuberculin.
– erneut bei eben beendeter Periode
Aconit D 4–30

starker, übler Geruch *des Körpers* zur Periodenzeit
Psorinum D 30
Stramonium D 6–30

Schielen bei Periodenstörung
Cyclamen D 6–12

Akne durch menstruelle Unregelmäßigkeiten
Pulsatilla, Aristolochia, Graphites, Cimicifuga, Sanguinaria,
Natrium mur., Kalium c., Sarsaparilla, Thuja, Veratrum
alb., Aurum mur. natr., Berberis aqu., Berberis, Calcium c.,
Conium, Kalium bichr., Kreosot., Zincum

Perioden-*Begleiterscheinungen*
s. im Kapitel: Vor, bei, nach Periode

Blasenbeschwerden   immer mit Uterusbeschwerden (Dysmenorrhö),
Senecio aur. D 1–3, Kreuzschmerzen, blaß, nervös
– Hydrocotyle asiat. D 2–12 (Reizung des Blasenhalses)

Dysmenorrhö   S. 132

Menstruations-Kopfschmerz –   Migräne, S. 129

Gefühl als ob die Periode sofort käme, kommt aber nicht
Gossypium D 6

Perioden-Störungen
(KENT III/763, KLUNKER III/522)

Die homöopathische Behandlung der Perioden-Störungen ist besonders dankbar. Es gelingt meist nicht so schnell wie mit Hormonen, sofort die Periode zum gewünschten Zeitpunkt zu erreichen (die dann oft keine echte ist, sondern eine Hormonabbruchblutung), dafür ist die Wirkung des homöopathischen Mittels eine echte. Sie regt die Hormondrüsen zu eigener normaler Tätigkeit an. Die Anlaufzeit ist oft (nicht immer) länger, der Erfolg hält dann aber meist nach Absetzen des Mittels auch an.

Es gibt nicht wenige Patienten, die Hormone nicht vertragen oder bei denen sie kontraindiziert sind. Hier ist die homöopathische Behandlung besonders aktuell.

Periode unregelmäßig KENT III/768

Cimicifuga D 4–12

Nux moschata D 4–12

Argent. nitr. D 6–12

Sepia D 6–12

Senecio D 2–4

(Calcium carb./phos., Cyclamen, Phosphor., Kalium phos., Pulsatilla, Lilium tigr., Secale, Tuberculin, Apis, Ignatia)

Amenorrhö KENT III/763, KLUNKER III/522

Je länger die Amenorrhö besteht, desto schwieriger ist ihre (allopathische und homöopathische) Behandlung. Besteht sie länger als ½ Jahr, so ist es oft ratsam, zuerst eine künstliche Blutung mit Hormonen zu erzeugen und danach das homöopathische Mittel zu geben.

Besteht eine ganz junge, noch nicht erkennbare Gravidität, so kann durch die homöopathischen Mittel kein Schaden angerichtet werden.

Aconit D 3–6 Schreckamenorrhö (Opium, Ignatia), Folgen von trockener Kälte, Gemütserregung, Ärger, Furcht (Nux vom.)

Aristolochia D 3 besonders bei Hypoplasie, anovulatorischen Zyklen und Zyklen mit verspätetem Eisprung, evtl. im Wechsel mit Manganum acetic. D 6

Cimicifuga D 3–4 Amenorrhö durch Kälte, Fieber, Aufregung, intersexueller Typ (auch hypophysär mager, fett)

Graphites D 6–12 hypothyreotisch, fett, frostig, obstipiert, faul

Pulsatilla D 4–30   Erkältungsamenorrhö durch nasse Füße, Amenorrhö mit Asthma (Spongia), Abneigung gegen Fett, evtl. mit Veratrum vir. D 3 im Wechsel (oder mit Kalium sulf.)

Senecio D 1–3–12   Amenorrhö junger Mädchen (Apis), Amenorrhö (dafür Kitzelhusten), Nasenbluten bei Aussetzen der Periode

Sulfur D 12   Amenorrhö nach Krankheiten, besonders nach Grippe, durch Unterdrückung

weitere Mittel bei Amenorrhö

Acid. phosphor. D 3–6, Alnus Ø–D 6   Am. mit brennendem Schmerz vom Rücken zum Schambein

Antimonium crud. D 4   Am. von Kaltbaden

Apis D 4–6   Am. junger Mädchen (Senecio)

Apocynum D 4   Am. mit Blähungen

Arsen. jodatum D 6–12   mit anämischen Kopfschmerzen und Atemnot

Artemisia D 1–2

Aurum D 6–12

Avena Ø

Barium carbon. D 6–12–30   alles kommt zu spät

Belladonna D 4

Bellis D 3–4   mit Beckenkongestion und Schmerzhaftigkeit des Uterus

Berberis D 2–4   statt Periode Abgang von wäßrigem Blut oder Schleim

Bryonia D 6   Am. durch Reisen (Platin), vikariierendes Nasenbluten, Periode unterdrückt aus geringstem Anlaß (Überhitzung, Erkältung bei heißem Wetter)

Calcium carb. D 6–12   Am. nach Erkältung bei Pastösen

Cannabis sat. D 6   Am. bei physischer Überanstrengung

Carboneum sulfur. D 6

Conium D 4, 6

Cuprum D 4, 6   Am. nach Kaltbaden, führt zu Epilepsie (Gelsem.)

Cyclamen D 4–12   seelische Depression, körperliche Überanstrengung, Sehstörungen

Damiana D 3   Hypoplasie, Frigidität, Dysmen., Fluor

Dulcamara D 4, 6   Am. durch Kälte, Feuchtigkeit   Am., dafür Nasenbluten oder Brustschwellung

Ferrum D 4, 6, 12   Am. bei Anämie, frostig (Periode sonst verfrüht, verstärkt, verlängert)   bei Jugendlichen mit Nasenbluten

Ferrum jodat. D 4, 6

Gelsemium D 4, 6   Am. mit Schwäche, Apathie, Aphonie, Schlafsucht. Unterdrückung führt zu Hirnreizung, Epilepsie (Cuprum)

Gossypium D 6   Gefühl, als ob die Periode kommen wollte. Am. von Anämie mit Dyspepsie und Schwäche

Helleborus D 4, 6   Am. durch enttäuschte Liebe (Psychose bei Amenorrhö)

Helonias D 3–4

Hyoscyamus D 6

Ignatia D 6   Am. durch Schreck (Aconit, Opium), Kummer, Gemütserregung (Nux vom.), paradoxe Symptome

Kalium carb. D 4, 6, lymphatisch, dick, frostig, Kreuzschmerzen

Leonurus card. D 1–6 mit spastischen Bauchschmerzen und nervöser Reizbarkeit

Lithium D 6   mit Kopfschmerz,
Luesinum D 30
Lycopodium D 6–12   durch Schreck
Manganum acetic. D 6–12   asthenisch, hydrogenoide Konstitution, evtl. im
   Wechsel mit Pulsatilla
Mercurialis perennis D 6   (evtl. Orgasmus bei Periode)
Moschus D 6–12   Am. mit Ohnmachtsanfällen (Nux mosch.)
Natrium muriat. D 6–30   Flucht – Am. Mager, trotz gutem Appetit
Nepenthes distillatoria D 3–12
Nux moschata D 6–12   Am. mit Ohnmachtsanfällen, durch Gemütserre-
   gung, Überanstrengung
Nux vomica D 6–23   Am. durch Gemütserregung, Ärger (Aconit, Ignatia)
Opium D 6   Am. durch Schreck (Aconit, Ignatia)
Podophyllum D 6   Am. mit Pressen im Schoß
Polygonum D 6–12   A. führt zu Abneigung gegen Koitus
Psorinum D 30
Sepia D 6–12
Silicea D 6–12
Spongia D 2–6   Am. mit Asthma (Pulsatilla)
Staphisagria D 4–30   Am. durch Ärger (Nux vom.)
Thallium D 6–12
Thuja D 4–30   Am. nach Pockenimpfung
Urtica D 4–12
Zincum D 6–12   Am. in der Menarche mit Herunterkommen, langsame
   Auffassungsgabe, gutartig, Ovarialgie li.
Veratrum alb. D 4, 6   (sonst Periode verspätet)
Xanthoxylum frax. D 2

Hypophysin, Follikulin, Ovariin je in D 3 können evtl. zusätzlich zu
den anderen Mitteln gegeben werden (auch Injektion).

Tuberculin D 30 und andere Nosoden (z. B. Parotitis D 30) nach den
entsprechenden Krankheiten sind oft sehr erfolgreich.

Weitere biologische Zusatzmittel
   Massage der Zonen D 10–L 4, Moorbäder
   Schröpfen an der Innenseite der Oberschenkel
   Akupunktur MP 6(d), Di4(7), Ko4(1)
   Reibesitzbad nach KUHN
   Kaltes Wasser in einen Bottich, 2–3 Stunden stehen lassen. Schmales Brett
   darüber. Nur den Unterleib frei machen! Mit kaltem Waschlappen 5–10
   Minuten gegen die Vulva spritzen (evtl. steigern), (vgl. LÖHLE, Hom.
   Monatsblätter 97/9, 1972, 210).
Periode unterdrückt   KENT III/768, KLUNKER III/769 s. auch
   „Statt Periode"
– aus geringstem Anlaß
   Bryonia D 3–6

- Folgen von Unterdrückung oder Verschlimmerung durch U.
    Moschus D 3–12

Statt Periode und **Periode unterdrückt,** dafür
- Abgang von wässerigem Blut oder Schleim
    Berberis D 4
- Asthma
    Asa foetida D 4, Pulsatilla D 4, Spongia D 4–6
- Bewußtlosigkeit   KENT I/19
    Lachesis D 12–30
- Blähbauch schmerzhafter
    Castoreum D 4
- Blutungen vikariierend
- – Blase   KENT III/717
- – blutiger Husten
    Senecio D 1–3
- – Nase   KENT III/152
    Erigeron D 3–6, Lachesis D 12, Phosphor D 6–12, Senecio
    D 1–3 (Pulsatilla, Bryonia, Hamamelis, Abrotanum, Dul-
    camara)
- – blutiger Stuhl
    Graphites D 6–12, Ustilago D 4, Hamamelis D 2, Zincum
    D 6, Senecio D 1–3   blutige Diarrhö
- Brustschmerzen
    Zincum D 6–30
- – Schwellung
    Dulcamara D 4–6
- Cystitis, Pollakisurie
    Senecio D 1–3
- Diarrhö
    Senecio D 1–3
- Epilepsie
    Gelsemium D 4–12, Cuprum D 6–12
- Erbrechen   KENT III/457
- Fluor
    China D 4–12   blutig, stinkend, schwächend
    (Chenopodium D 6 und weinerliche Depression, Xanthoxyl-
    lum D 6–30)
- Galaktorrhö
    Mercurius sol. D 12

- Gefühl, als ob die Periode kommen wollte, kommt aber nicht
  Gossypium D 6
- Gelenkschmerzen
  Lachesis D 12–30
- Hämatome
  Senecio D 1–3
- Hämorrhoiden
  Sulfur D 12, Phosphor D 6–12
- Harndrang
  Pulsatilla D 4–30
- Herzklopfen KENT II/225
- Hirnkongestion
  Veratrum vir. D 6–12
- Husten trocken (blutig)
  Senecio D 1–3, Copaiva D 3–4
- Ikterus
  Chionanthus D 3
- Kitzelhusten
  Senecio D 1–3
- Kopfschmerzen
  Lachesis D 12–30, Veratrum alb. D 4–6
  (Lobelia D 4 li. Schläfe, Glonoin D 6)
- Krämpfe
  Gelsemium D 4–12, epileptiforme, Cuprum D 6–12 zur
    Brust ausstrahlend
  Veratrum alb. D 4, Castoreum D 4 < Kaffee
- Kreuzschmerzen
  Lobelia D 4
- Milchsekretion
  Pulsatilla D 4, Cyclamen D 12
  (Mercur. sol., China, Tuberculin, Phosphor, Lycopodium,
    Rhus tox.)
- Nierenbeschwerden
  Helonias D 2–3
- Nymphomanie
  Zincum D 6–30
- Obstipation
  Graphites D 6–12 (Hamamelis D 2)
- Ödeme
  Senecio D 1–3

- Psychosen
    Veratrum alb. D 6, Helleborus n. D 4
- rheumatische und nervöse Störungen
    Cimicifuga D 4–12
- Rhinitis wässerig
    Senecio D 1–3
- Schwindel
    Sabina D 4–12
- Steißbeinschmerzen   KENT II/331
- Störungen verschiedener Art
    Glonoin D 3–6
- Struma mit Exophthalmus
    Ferrum jodat. D 6
- Übelkeit   KENT III/479
    Pulsatilla D 4–30
- Unruhe   KENT I/85
- Zittern der Füße
    Pulsatilla D 4–30

Amenorrhö
- nach Absetzen der Pille
    Lachesis D 12, dazu Sumbul D 3
    Oestro-Gesta comb. D 15, 30 (evtl. Injektion)
    (Staufen-Pharma, Göppingen)
    (Cimicif., Pulsatilla, Calc. c., Caust., Senecio)
- nach Abstillen
    Sepia D 6–12, Aristolochia D 3
- nach Anstrengung
    Cyclamen D 6–12,
    Nux mosch. D 6
- nach Ärger
    Aconit D 6–30, Colocynth. D 4–6
    Chamomilla D 30, Nux v., Staphisagria
- nach Grippe
    Sulfur D 12–30
- nach kaltem Baden
    Antimon. cr. D 4, Aconit D 4–30
    Moschus D 3
    Cuprum D 6–12   führt zu Epilepsie (Gelsemium)

- nach kaltem oder warmem Bad
  Nux mosch. D 6–12
- nach Erkältung, nassen Füßen
  Pulsatilla D 4–12 (+ Veratr. v. D 3 im Wechsel, Calcium
  phos.)
- nach Durchnässung, Erkältung
  Dulcamara D 4–6
- nach Erkältung bei Pastösen
  Calcium c. D 6–12
- durch Kälte, Fieber
  Cimicifuga D 4, Senecio D 6 (Kälte)
- durch enttäuschte Liebe
  Natrium mur. D 30–200, Ignatia D 30–200, Acid. phos. D 30
- durch unterdrückten Fußschweiß
  Silicea D 12, Cuprum D 12
- durch allgemeine Schwäche
  Parthenium hysteroph. D 3
- durch Zorn
  Chamomilla, Colocynthis, Nux vom., Staphisagria
- durch psychische Überanstrengung
  Cannabis sat. D 6
- durch Gemütserregung, Aufregung
  Nux mosch. D 3–6, Ignatia D 6–30, Cimicifuga D 6
- durch Flucht
  Aristolochia D 3–12, Natrium mur. D 6–12
- durch Lager
  Aristolochia D 3–12
- nach Schreck
  Aconit D 6–30 (Opium, Ignatia, Nux mosch., Lycopodium)
- nach Furcht
  Aconit D 6–30

Pubertät

Oft angezeigte Mittel sind Calcium phos. und Senecio.
Wenn Krankheiten in der Pubertät sich verschlechtern:
Pulsatilla, Senecio, Cimicifuga, Agaricus

Pubertät verzögert
  Zincum D 6–30
- praecox mit Makrogenitosomie
  Epiphysis D 1–3 Trit.

- Akne
    Pulsatilla, Aristolochia
    (Juglans reg., Calcium phos., potenziertes Menstrualblut C 7)
- Atem stinkend
    Aurum D 6–12
- Chorea
    Zincum D 30
- Depression vor der Pubertät   KENT I/91
- Depression in der Pubertät
    Mancinella D 12 mit gesteigertem sex. Verlangen
- Epilepsie
    Causticum D 6–30
- Hysterie
    Zincum D 30
- Kopfschmerz
    Crocus D 4–6, Calcium phos. D 6–12   Schul-KS
- Maniriertheit, geziertes Wesen oder Gereiztheit bei sex. besesse-
    nen jungen Mädchen (Onanie)
    Origanum D 30
- Nasenbluten
    Crocus D 2–30 (Natrium nitric.)
- nervöse Störungen
    Castoreum D 4
- Psychose
    Hypericum D 4–6
- Struma
    Ferrum jod. D 6–12, Calcium jod. D 6
    Hedera D 6 < im Winter, Magnesium phos. D 6, Hydrastis
    D 4
    (keine süße Milch!)

Menarche
- zum Einspielen der Periode
    Damiana D 1–3
- Uterusblutung vor der Pubertät
    Cina D 4–12
- vorzeitige, zu frühe   KLUNKER III/526
        Aconit D 3, Calcium carb. D 12 mit Herzklopfen (Kopf-
        schmerzen) und Mammaschmerzen
- verzögerte, zu späte   KENT III/796, KLUNKER III/539

Barium carb. D 12, Kalium carb. D 4–12

schwerer Durchbruch der 1. Periode, Pulsatilla, Aurum, Sepia, Ferrum, Damiana D 3 bei schwachen, traurigen Mädchen, Sulfur, Causticum, Melissa

— mit M. stinkender Achselschweiß
Tellur D 6–12

Mittel bei schwacher Periodenblutung
(verfrüht, verspätet, unregelmäßig, Hypo-Oligomenorrhö)

Die Ursachen sind vielfältig. Zunächst muß man an konstitutionelle Ursachen denken. Ist bei einer schwachen Blutung die Basaltemperaturkurve normal und bestehen keine Beschwerden, so ist eine Behandlung nicht angezeigt.

Die meist indizierten Mittel sind die auch bei Amenorrhö aufgeführten:

Pulsatilla D 4–30
Aristolochia D 3–4
Cimicifuga D 3–12
Cyclamen D 4–30
Graphites D 8–30
Kalium carb. D 4–30
Magnesium carb. D 6–12
Natrium mur. D 6–30
Phosphorus D 6–12
Sepia D 6–12   nur 1 Tag Blutung
Sulfur D 6–12

Allein oder zusätzlich zum Simile können auch Organpräparate gegeben werden:

Hypophysis D 4–6   (vom 8. bis 18. Tag zu geben)
Ovariinum D 6–15   besonders im Klimakterium, nach Ovar-Operation
Corpus luteum D 12–15

Am sichersten ist es, wenn man unter den oben und u. a. Mitteln das individuell passende Mittel (das Simile) sucht (die meistgebrauchten Mittel im Fettdruck).

Periode alle 28 Tage (schwach)	Charakteristisches	
Ac. formicic. D 6	siehe bei Formica	
Agnus castus D 2–12	Abscheu vor Koitus, Fluor alb.	auch stark
Anacardium D 4–12	Fluor alb. mit Wundheit und Jucken	
Argentum nitr. D 6–12		meist stark
Aquilegia D 2	Schmerzen rechte Lende	
Berberis D 2–4	< bei Bewegung	
Castoreum D 2–6		
Colocynthis D 4–6		
Gelsemium D 4–6	Dysmenorrhö, periodisch besser und schlechter werdend	auch stark, zu früh

116

Gnaphalium D 3–12		starke Dysmenorrhö, bes. am 1. Tag, Waden- und Fußkrämpfe, Blut schokoladenfarbig	
Gossypium D 6		vor der Periode Kreuz- und Ovarschmerzen	
Lachesis D 12, 15	stinkt	< Schlaf, Wärme > der Beschwerden bei eintretender Blutung	auch stark, gußweise
Lilium D 3		Prolapsbeschwerden, Blut geronnen, übelriechend, scharf, fließt nur bei Bewegung	
Lycopodium D 6–12			auch stark und früh
Melilotus D 2		intermittierend	
Melissa D 6		bei frigiden jungen Mädchen	
Mercurial. p. D 6		Orgasmus bei Blutung	
Ovariinum D 6–15			
Sabadilla D 6		bei schwachen, frostigen, nervösen, furchtsamen Frauen	

Periode zu früh (schwach)		Charakteristisches	
Ac. aceticum D 4–6		„schwach und schwächend"	auch stark
Ac. benzoic D 3–6		danach große Schwäche	auch stark
Ac. nitric. D 6			auch stark
Alumina D 3–30	blaß	danach Erschöpfung	auch spät
Apis D 4–12		Dysmenorrhö, bei Periode Mittelschmerz	auch stark, meist spät
Aristoloch. D 3–12		ähnlich Pulsatilla, aber mürrisch, gereizt, frostig, < allgemeine Wärme > lokale Wärme	auch stark, selten spät
Argentum nitr. D 6–12			meist stark
Arsen. alb. D 6–12			meist stark
Asarum D 1–3			
Barium carb. D 6–12	scharf	gesteigerte Sexualität	
Castoreum D 3–12		Hysterie- und Rekonvaleszenzmittel, Schenkelschmerzen	auch stark
Cimicifuga D 3–12		Rheuma, Migräne (fett, mager) intersexuelle Typen, depressiv	auch früh, stark, auch spät
Cyclamen D 4–30	klumpig, nur untertags	nervös, Migränekopfschmerz, Durst, Flimmern	auch früh, stark, auch spät
Ferrum D 6–12 (Ferr. phos.)			meist stark
Formica rufa D 4–12	blaß, spärlich	Pressen im Uterus, Herabdrängen	
Kalium carb. D 4–30		schwerer Durchbruch der 1. Periode	auch stark, auch spät

| --- | --- | --- | --- |
Kalium phos. D 6		bei Pulsatilla-Naturen (STAUFFER)	auch spät
Lac caninum D 12			meist stark
Magnes. sulf. D 4–12			auch stark, schwarz, dick, auch spät
Mangan. acet. D 4	hell wäßrig scharf kaum 1 Tag	Asthenica (im Wechsel mit Aristolochia)	
Manianum D 6	schwarz, dick		auch stark
Natrium carb. D 4–12		< nachmittags, > durch Bewegung Fluor < durch Koitus, Diarrhö nach Milch (ähnlich Natr. m.)	auch spät
Natrium mur. D 6–12		Sexualität vermindert, scharfer Fluor, nachtragend	auch spät
Natrium phos. D 6–12	wäßrig		
Oleum anim. D 6–12			
Palladium D 6–12			auch stark
Phosphorus D 6–12		blaß, anämisch, nervös	auch spät, auch stark
Penizillin D 15			auch stark
Prionurus austr. D 4		hört mit Kolik auf, Brustschmerzen	
Psorinum D 30			meist stark
Pulsatilla D 4–30		auch unregelmäßig	selten, stark
Rauwolfia D 6–8		mit Krampfschmerz	
Sepia D 6–15	stinkend	Senkungsgefühl, Asthenika	auch spät
Sulfur D 6–30			meist stark
Thallium D 6–12			
Thuja D 4–12		vorher Schweiße, hydrogen. Konstit.	auch spät, auch stark
Zincum D 4–6			auch spät, auch stark

Periode zu spät (schwach)		Charakteristisches	
Abrotanum D 4, 6			
Aletris Ø–D 6			auch stark, früh
Alumina D 4–12	blaß	nachher Erschöpfung	auch früh
Antimon. tart. D 6			
Aristolochia D 3–12		ähnlich Pulsatilla, aber mürrisch, gereizt, Gewichtszunahme, frostig, < allgemeine Wärme, > lokale Wärme	auch früh, auch stark

Periode zu spät (schwach) (Fortsetzung)		Charakteristisches	
Arthemisia D 1–12			
Asterias D 6–12			auch stark
Aurum D 4–6			
Barium carb. D 6–12			auch stark
Bryonia D 6			
Calcium carb. D 6–12			meist früh, stark
Carboneum sulf. D 6			
Cardiospermum D 3–4			
Causticum D 4–6		nur bei Tag fließend (Cycl. Puls.)	
Cimicif. D 3–12		depressiv, Rheuma, Migräne, hypophysär fett, mager, intersexuell	auch stark, früh, auch früh
Conium D 4–6	bräunlich		
Cyclamen D 4–12	klumpig, nur tagsüber	nervös, Kopfschmerz, Migräne, Durst, Flimmern, Fluor alb.	auch stark, früh, auch früh
Dulcamara D 4–6	heiß	< abends, > Wärme, Bewegung, sex. Erregung bei P.	
Euphrasia D 4–12	1 Stunde, 1 Tag		
Ferrum D 6–12			meist stark
Graphites D 6–12		alles kommt zu spät; fett, faul, frostig, verstopft, hypothyreoid	
Gossypium D 3–6	wäßrig		
Hedera D 3–6		Fluor vor der Periode	
Hepar sulf. D 3–12		< trockenes Wetter, > Regen, feuchte Wärme	
Hyoscyamus D 6–30			
Hypericum D 1		Anämie, Depressionen, Hypoplasie	
Hypophysin D 3–6		vom 8.–18. Periodentag zu geben	
Kalium carb. D 4–30	stinkend	schwerer Durchbruch der 1. Periode Kreuzschwäche, Pruritus bei Periode	auch früh, auch stark
Kalium phos. D 6			auch früh
Kalium sulf. D 6–12		„reizbare Pulsatilla"	
Lac deflor. D 12	dunkel, scharf, farbloses Wasser		
Lachesis D 12			meist stark
Lactuca Ø			
Leonurus D 2–4			
Lithium carb. D 3–6			
Luesinum D 30			
Magnesium carb. D 4–12	dunkel	im Schlaf stark, dunkel	auch stark
Magnesium sulf. D 4–12	dunkel		auch stark, auch früh

Periode zu spät (schwach) (Fortsetzung)		Charakteristisches	
Magnolia D 3–12	blaß	spärlich, rheumatische Schmerzen	auch Metrorrh.
Natrium carb. D 4–30		< nachmittags, > durch Bewegung, Diarrhö nach Milch, Fluor < Koitus	auch früh
Natrium mur. D 6–30		Sexualität vermindert, nachtragend, scharfer Fluor	auch früh, auch stark
Natrium sulf. D 6–12		Tendenz zu Fettsucht, derber Bauchspeck	
Niccolum D 6		Fluor wäßrig	auch stark
Morphinum D 12–30		unregelmäßig, anovulatorisch	
Phosphor. D 6–12		blaß, anämisch, nervös	meist früh, auch stark
Plumbum D 6–12			
Podophyllum D 3–6		Verlangen, die Lebergegend zu reiben	
Pulex D 6		Pollakisurie, schmerzhaft, vor Per., Speichelfluß	
Pulsatilla D 4–30		Venosität, milder Fluor	alle Arten
Sabal D 3		Krämpfe	
Sanicula D 6		Dysmenorrhö	
Sarsaparilla D 6			
Senecio D 1–3			auch früh, stark
Sepia D 6–12	stinkend	Asthenika, subikterisch, Senkungs-Gefühl	auch früh, unregelmäßig, selten stark
Sulfur D 6–12	dick, scharf		auch früh, stark
Tuberculin D 30			meist stark
Uranum nitr. D 12		mit Rückenschmerzen	
Viburnum D 2	stinkend	mit Elendigkeit, Krämpfe	
Zincum D 6–12			auch früh

Zu starke Periodenblutung
(KENT III/765, KLUNKER III/530)
(Menorrhagie, Hypermenorrhö, Polymenorrhö)

Je nach der Diagnose bzw. Ursache ist evtl. auch in den Kapiteln über Endometritis, Myom, Hypertonie oder klimakterische Blutungen nachzusehen.

Die meistgebrauchten Mittel sind

Belladonna D 3–4 hell, klumpig, zu früh. Blut heiß, übelriechend, Blutandrang, Pulsieren, Koliken vor der Periode (alle 2 Stunden 5–10 Tropfen)

Erigeron D 1–3 hell, ruckweise, bei Bewegung

Millefolium D 1–4 hell, zu früh, eventuell stündlich geben

Sabina D 2–3 hell, zu früh, klumpig

Ustilago D 2–4 hell, auf Diagnose evtl. 2stündl.

Agnus castus D 3–6 depressiv, Sexualität vermindert, evtl. mit Ac. sulfur. D 3 im Wechsel

Calcium carb. D 6–12 zu früh, zu lang, klumpig, pastös, kälteempfindlich (lange geben)

Kalium carb. D 4–12 zu früh, zu lang (evtl. mit Calc. c. im Wechsel) übelriechend, Kreuzschwäche, Pruritus bei Periode

Phosphor D 6–12 zu früh, zu lang (auch verspätet), blond, blaß, anämisch, neuropathisch, Blutungsneigung

Hamamelis D 2 dunkel, passiv, fadenziehender Fluor

China D 4 dunkel, zu früh, klumpig, stoßweise, zittrig, schwach, übernervös, aufgetriebener Leib (besonders bei älteren Frauen)

Lac caninum D 6 (+ Kal. c. D 6) später D 12 und D 30

Im folgenden kommen alle Mittel mit starker Periodenblutung alphabetisch aufgeführt zum Nachschlagen. Die wichtigeren Mittel sind durch Fettdruck hervorgehoben.

Zur schnelleren Übersicht lohnt es sich, die Kästchen für helle, normale und dunkle Blutung mit entsprechenden Farbstiften auszumalen.

Starke Periode (alle Mittel), □ h hell, □ normal, ■ dunkel, ● klumpig

Mittel	zu früh	28-tägig	zu spät	Charakteristisches	Periode auch
Ac. aceticum D 6–12		□		schwächend, auch wenn Periode schwach	schwach
Ac. benzoic. D 6	□			danach große Schwäche	
Ac. carbolic. D 6			■	mit Kopfschmerz, danach stinkend, Fluor	
Acid. fluoric. D 6–12	□●		□●	mit Brustbeklemmung,	
Ac. muriatic. D 6					
Ac. nitric. D 4–12	□		□	unregelmäßig nach Geburt, Abort, Fluor	
Ac. picrinic. D 6				zu lang, erschöpfend	
Acid. phosphor. D 4, 6	□			aton. Blutung mit Leberschmerz, Sexualität vermindert	spät
Ac. sulfuric. D 6–12	■			dünnflüssig, Schweißneigung, Sexualität vermehrt	spät
Aconit D 4–30			□h	schwächend	
Agaricus D 4, 6	■			zu lang, dickflüssig, Pruritus	
Agnus cast. D 4–30				Sexualität vermehrt oder vermindert, depressiv	schwach
Aletris D 1–3	□			Schwäche, Anämie, Dysmenorrhö	
Aloe D 3, 4	□				
Ambra D 3	□(●)			oft mit Nasenbluten, Zwischenblutungen, Sexualität vermehrt, Pruritus	
Ammon. carb. D 4	■●			scharf, < nachts und morgens, Diarrhö am 1. Tag (Bovista)	spät
Ammon. mur. D 4		■●		wie Ammon c.	
Anemone nem. D 10				bei Beginn 1 × 20 Tropfen (D 30 5 T.)	
Antimon. crud. D 4	□		□	oft durch Kaltbaden, danach auch Amenorrhö	
Apis D 4, 6	□(●)				spät
Apocynum D 4					
Aranea diad. D 4–12				riecht stark nach Ammoniak, Kreuzschmerzen nach der Periode	
Argent. nitric. D 4, 6	■●		□		schwach
Aristolochia D 3					meist schwach
Arnica D 3	□(●)h				

Starke Periode (alle Mittel), □ h hell, □ normal, ■ dunkel, ● klumpig

Mittel	zu früh	28-tägig	zu spät	Charakteristisches	Periode auch
Arsen. alb. D 6	■			Erschöpfung, Libido gesteigert	
Arsen jod. D 6–12			□		
Artemisia D 2–6		□			
Arundo D 6–12	□				
Asa foetida D 4	□			Dysmenorrhö bei nervösen Mädchen	
Asarum D 12	■				
Atropin D 4, 6		□ h		mit Krämpfen	
Aurum D 6–12		□		stark bei Myomen, sonst schwach	spät
Bacillin D 20		□		zu lang	
Baptisia D 3–12	□			(Mittel wirkt kurz)	
Belladonna D 3–6	□ h(●)			übelriechend, Blut heiß, Pulsieren, Blutandrang, Koliken vor Periode	spät
Borax D 3		□		Mittelblutungen, Dysmen. membranacea	
Bovista D 3–6	■●			besonders nachts und morgens, wollüstiges Gefühl, Diarrhö bei der Periode	spät
Bromum D 3–6		□		Dysmen. membran., Abgang von Blähungen aus der Scheide	
Bryonia D 3–6	□ (●)			mager, nervös, reizbar	
Bufo D 12					
Bursa pastor. D 3, 4	□ (●)		□	Krämpfe jedes 2.mal stärker	
Cactus D 1–3		■	■	pechartig, Aufhören beim Hinlegen, Zusammenschnürungsgefühl	
Calcium carb. D 12	□			zu lang, pastös, kälteempfindlich (D 6 + Kalium c. D 6 im Wechsel) lange geben	spät, schwach
Calcium fluor. D 6		□			
Calcium phos. D 6	□ (●)h		□	Rückenschmerzen (bei Anämie, Amenorrhö), Kopfschmerzen	
Calcium sulf. D 6	□		□	mit Kopfschmerzen, große Schwäche	
Calendula ∅					
Camphora D 3		□			
Cannabis ind. D 2–4					

Starke Periode (alle Mittel), □ h hell, □ normal, ■ dunkel, ● klumpig

Mittel	zu früh	28-tägig	zu spät	Charakteristisches	Periode auch
Cantharis D 6	■			scharf	
Carbo ani. D 6–12	■			stinkend mit Erschöpfung	
Carbo veget. D 6–12	■			scharf, blass Brennen in Händen und Sohlen	
Carboneum sulf. D 6			□		
Castoreum D 2–6	□	□			schwach
Caulophyllum D 3, 4	□	□			
Causticum D 6			□(●)	fließt nur tagsüber (Cycl. Puls.)	schwach
Carduus mar. D 2, 4		□		nach Leberkrankheiten	
Chamomilla D 2–30	■●				
Chelidonium D 4, 6			□		
China D 4	■●			stoßweise, übernervös, schwach, zittrig, aufgetriebener Leib, Menorrhagie älterer Frauen	spät
Chinin. arsen. D 4, 6			□	wie China	
Cimicifuga D 3–6	□(●)			je stärker die Blutung, desto stärker der Schmerz (Tuberculin)	schwach Amenorrhö
Cina D 4, 6					
Cinnamomum D 3–6	□h			gußweise, nach Erschütterung, Überheben	
Citrus limon. D 3					
Clematis D 3	□			2 Tage Krämpfe	schwach
Cobalt D 6–12				stark nachts, mit sex. Erregung	
Coccus cacti D 2,3	□(●)			nur nachts	
Coca Ø–D 6				in Strömen, nachts, mit sex. Reizung bei Periode	
Cocculus D 4–6	□(●)			schmerzhaft, schwächend, spät Schwindel, kann kaum sprechen (Carbo an.)	
Coffea D 4–30	■●			Dysmenorrhö, wollüstiges Jucken, Vulva und Vagina empfindlich	
Collinsonia D 2,3		□		Dysmenorrhö (Krämpfe)	
Conium D 6–12			□		
Copaiva D 4				stinkend	
Crocus sat. D 3	■		□	strähnig, schnurartig schleimig, klebrig	
Crotalus D 12, 15			□	zu lang	
Cuprum D 6–12	□		□		spät, schwach

124

Starke Periode (alle Mittel), □ h hell, □ normal, ■ dunkel, ● klumpig

Mittel	zu früh	28-tägig	zu spät	Charakteristisches	Periode auch
Curare D 6–12					
Cyclamen D 4, 6	■●		■●	Dysmenorrhöa membr.	
Digitalis D 6	□			Blutung < im Sitzen mit starkem Kreuzweh	
Dictamnus alb. D 4, 6		□		Dysmenorrhö	
Drymis D 3					
Dulcamara			□		
Elaps corall. D 10–30		■		lange fädige Gerinnsel	
Erigeron can. D 2, 3		□h		ruckweise, bei Bewegungen	
Eupyon D 6	□			bei Per. reizbar	
Ferrum D 4, 6	□			zu lang, blaß, wäßrig < nachts (blaß, blond, aufgeregt, errötend)	spät
Ferrum phos. D 4, 6	□				spät
Ficus religiosa D 3		□		herabdrängende Schmerzen	
Fraxinus am. D 1–2		□h		Uterus-Senkungsbeschwerden	
Gelsemium D 3–12	□			zu lang	schwach
Geranium mac. D 3–6		□			
Glacies Mariae D 6				am 1. Tag eine Injektion	
Gossypium D 6		□			
Gratiola D 4–6	□			zu lang, Nymphomanie, Blasenreizung, Prurit. Vulv. et Vaginae	
Hamamelis D 2, 3		■		passive Blutung, fadenziehender Fluor	
Hedera hel. D 6				schwach	
Helonias D 2–12	■		■	übelriechend, schwächend, spürt den Uterus, Brustschmerzen bei Periode	
Hirudo D 6–12				schmerzhaft (weniger schmerzhaft, wenn verspätet und schwach)	spät, schwach
Hydrastis D 1–2	□		□	oft alte Endometritis (evtl. im Wechsel mit Hamamelis)	
Hydrocotyle D 6	□			mit Reizung des Blasenhalses	
Hyoscyamus D 3	□				
Hypericum D 4			□	mit Leibschmerzen	
Ignatia D 4–30	■(●)		□	oft stinkend, Dysmenorrhö	schwach
Ipecacuanha D 3–6	□h			gußweise, erschöpfend mit Luftschnappen, Übelkeit, Erbrechen	

Mittel	zu früh	28-tägig	zu spät	Charakteristisches	Periode auch
Jodum D 4,6	□			zu lang, immer Hunger, immer zu heiß, Atrophie der Brüste	spät
Juglans reg. D 6–12	■●			nur schwarze Klumpen	
Kalium carb. D 4–12	□		□	zu lang, übelriechend, Kreuzschwäche Pruritus bei Periode	schwach und spät
Kalium mur. D 6–12	□		□		
Kalium nitr. D 6–12	■			Stimmungswechsel	
Kalium phos. D 6	■		■	unregelmäßig	
Kalium sulf. D 6				passive Blutung	
Kreosot. D 4–6	■			zu lang, stinkend, scharf, nur im Liegen fließend (besonders klimakterisch)	
Lac canin. D 12–15	□			gußweise, scharf, übelriechend (grünlich zersetzt)	
Lachesis D 12–30			□	gußweise	schwach
Ledum pal. D 3	□h				
Lilium tigr. D 4–30	□			< herumgehen, > in der Ruhe, Koliken (fließt nur bei Bewegung)	
Lycopodium D 6–30	□		□	zu lang, wundmachend, Frösteln (ähnlich Calc. c.)	schwach, zu spät
Lyssinum D 15	□				
Magnesium c. D 6–12	■●		□	zu lang < nachts und morgens	schwach, spät, dick
Magnes. mur. D 6	■●		□	zu lang < nachts	
Magnes. phos. D 4–6	■			zu lang, pechartig, fädig, Dysmenorrhö (membranacea) < nachts und im Liegen (Bovist., Amm. c.)	
Magnesium sulf. D 6	■		■	dick, schwarz, intermittierend	
Mandragora D 4–6	□●		□		
Medorrhinum D 30		■●		zu lang, stinkend, schwer auszuwaschen	
Mercur. corr. D 6	□				
Mercur. sol. D 6–12	□		□	„Zapfen"-Blutung, scharf, brennend, Unruhe, Angst, Dysmenorrhö, Speichelfluß	
Mezereum D 6	□				

126

Mittel	zu früh	28-tägig	zu spät	Charakteristisches	Periode auch
Mitchella rep. D 3–6			□h	mit Dysurie	
Millefolium D 2–4	□h			2stündlich geben (Sterilität)	
Momordica D 3				Blutgüsse erschöpfend, Dysmen.	
Moschus D 3–6	□			zu Beginn Ziehen und Zerren, Neigung zu Ohnmacht (Nux m., Veratr.) mit sex. Erregung	
Murex D 3–6	□			mit stech. Schmerz re. i. d. Tiefe	
Natrium carb. D 6–12					
Natrium mur. D 6–12	□		□	Traurigkeit, Kopfschmerzen	schwach
Natrium sulf. D 6	□		□		
Nepenthes dist. D 3–12	□			Frigidität	
Niccolum D 4–6					schwach
Nux mosch. D 3–4	■●		■●	zu lang, dick, unregelmäßig, Meteorismus	
Nux vomica D 6–12	■●			zu lang, unregelm., Obstipation, cholerisch, reizbar	
Onosmodium D 3–30	■			zu lang, Uterus-Schmerzen, fehlende Libido	
Opium D 6–12	□			habituelle Menorrhagie, passive Blutung mit großer Unruhe	
Palladium D 12	■			Schmerz am re. Ovar	schwach
Paraffin D 6–12			■	Fluor alb., milchig	
Penizillin D 15–30					schwach
Phosphor D 6–30	□		□	zu lang, Blutungsneigung	schwach
Phytolacca D 3	□				
Platin D 4–12	■●		□	zu lang, Dysmenorrhö, Prolaps, überheblich, äuß. Genitale empf.	
Plumbum D 6–30	□			bes. bei Klimakterischen	
Petroleum D 6–30					
Potentilla torment. D 1–2					
Psorinum D 15–30			□	zu lang	
Pulsatilla D 4–12				evtl. jede Periode versch.	meistens schwach
Prunus spin. Ø–D 1					

Starke Periode (alle Mittel), □ h hell, □ normal, ■ dunkel, ● klumpig

Mittel	zu früh	28-tägig	zu spät	Charakteristisches	Periode auch
Radium brom. D 30					
Raphanus D 6				verlängert	
Ratanhia D 4, 6					
Rhododendron D 3–6	□		□		
Rhus tox. D 4–6	□		□	zu lang, scharf	schwach
Sabina D 2–4	□●h			anfallsweise, bei Bewegung, Endometritis (evtl. 2stündl.)	spät
Sanguinaria D 6	□●h	□h		zu lang, übelriechend, Migräne	
Sanguisorba D 1–6				zu lang	
Sarothamnus D 4–6			□	zu lang	
Secale D 1–3	■		■	übelriechend, atonisch, Parästhesien, Unverträglichk. von Wärme	
Senecio D 1–2	□		□	Dysmenorrhö in der Pubertät, Lumbalschmerz	schwach
Sepia D 6–12	□				schwach, unregelm.
Siegesbeckia D 2–12					Amenorrhö
Silicea D 4–6	□		□	übelriechend, Fluor zwischen den Menses	
Solidago D 1–6			□	Ödemneigung, Nierenleiden	
Spartium scop.				s. Sarothamnus	
Stannum D 4–6			□	Prolaps, weinerlich, melancholisch	
Staphisagria D 4–12			□		spät
Stramonium D 6–30			□	Geschwätzigkeit (Singen u. Beten) Krämpfe, Hirnreizung	spät
Strophanthus D 2–6			□		
Sulfur D 4–12	□		■(●)	scharf, ätzend	
Tarantula hi. D 6–30	□			mit folgendem Scheidenjucken, Sexualität gesteigert, Vulva trocken, heiß	
Thlapsi burs. past. D 2–4	□(●)		□	jede zweite Periode sehr stark	
Thuja D 4–12	□	□	□		schwach
Trillium pend. D 1–3	□h			zu lang (8 Tage), alle 14 Tage, Dysmenorrhö, Hüften wie auseinanderfallend (auch bei Myom)	

Starke Periode (alle Mittel), □ h hell, □ normal, ■ dunkel, ● klumpig

Mittel	zu früh	28-tägig	zu spät	Charakteristisches	Periode auch
Tuberculin D 30		□	□	zu lang, alle 20 Tage. Je stärker die Blutung, desto stärker der Schmerz	
Urtica D 4–12		□			Amenorrhö
Ustilago D 2–12	□(●)h			zu lang (Schmerz. im li. Ovar)	
Vaccinotoxin. D 20	□			Hämaturie	
Veratrum alb. D 3	□		□	erschöpfend, kalter Schweiß	
Viburnum op. D 2			□	Dysmenorrhoea membranacea	
Vinca minor D 2–6		■		passiv mit großer Schwäche	
Vipera D 12					
Viscum alb. D 2–4	□(●)h			im Klimakterium, Dysmenorrhö	
Xanthoxylum frax. D 2–4	■	□		mit ischiasähnl. Schmerzen neuralgische Dysmenorrhö	
Zincum D 4–6	□		□	unregelm., Dysmenorrhö, mürrisch, nervös, Unruhe i. d. Beinen	
Zingiber D 2–6	■●				
Zizia aurea D 1–4		□	□	Rückenschmerzen, veränderliche Gemütsstimmung	

Außer den angeführten Nosoden muß man bei entsprechender Anamnese auch an die anderen Nosoden denken wie Scarlatinum, Grippe, Variolinum, Parotitis, Malaria usw.

(Akupunktur bei massiver Blutung MP 6 Gold, Konz. 4 Gold)

Bei **juvenilen Blutungen** können alle o. a. Mittel in Frage kommen, symptomatisch folgende:

    Trillium pend. D 1–3

    Potentilla torm. D 1, 2 + Bursa past. D 3, D 4

Metrorrhagien
(KENT III/770, KLUNKER III/577)

Ausschluß von Erkrankungen (Karzinom!) ist unbedingt erforderlich.

Ac. nitricum D 6–12   „stinken und bluten"
Ac. fluor. D 6–12   mit Brustbeklemmung
Apis D 3–30, Apocynum D 4
Argentum nitr. D 6–12
Belladonna D 4–12
Bovista D 3–6   Blutspuren schwärzlich bei geringster Anstrengung
Calcium carb. D 6–12, Calcium sil. D 6–12
Crocus D 4, China D 4–12
Crotalus horr. D 12–15, Bothrops lanc. D 12,
Lachesis D 12
Elaps corall. D 10–30   schwärzlich, Schweregefühl in Uterus und Vagina
Erigeron D 2, 3, Ferrum D 6–12
Hamamelis D 2   vikariierende Blutung
Helonias D 3
Ipecacuanha D 4, Millefolium D 4
Magnolia D 3–12   bei schwacher Periode
Secale D 4–6   anhaltende wässerig-blutige Absonderung
Trillium pend. D 3 mit Iliosakralschmerzen
Ustilago D 4   leicht blutende Portio (auf Berührung, Druck) bei intaktem Epithel
(Phosphor, Platin, Pulsatilla, Sepia, Ratanhia)

Metrorrhagie
– *durch Anstrengung*
Acid. nitricum D 6–12
Calcium carb. D 6–12
Bovista D 3–6   schwärzliches Blut bei geringster Anstrengung
Millefolium D 1–3   schon nach leichter Anstrengung

– *nach Stoß, Fall*
Arnica D 3

– *bei geringster Bewegung*
Conium D 6   zäh, schwarz, übelriechend

- *bei kleinstem Anlaß*
  Ambra D 3   oft mit Nasenbluten
  Lycopodium D 6–12   bes. im Klimakterium, Ustilago
- *vor der Pubertät*
  Cina D 4–6
- *in der Pubertät*
  Helonias D 2–12
- *im Klimakterium*
  Lachesis, Crotalus h., Sanguinaria, Sepia, Sabina, Sulfur, Viscum alb.
- *nach dem Klimakterium*
  Mercurius sol., Vinca min. D 2–6
- *bei Vollmond (und Neumond)*
  Crocus sat. D 3
- *nach jedem Koitus*
  Argentum nitr. D 6–12
  Kreosotum D 4
  Sepia D 6–12
- *mit sexueller Erregung*
  Sabal Ø–D 6
  Ambra D 3, Sabina D 4

Mittelblutung in der Mitte zwischen zwei Perioden (bei Eisprung?)   KLUNKER III/589
  Sabina D 4   mit sex. Erregung
  Hamamelis D 2–6
  Bovista D 6   Abgang von schwärzlichem Blut
  Sanguinaria D 4
  Argentum nitr. D 6–12

Dysmenorrhö
(KENT III/767, KLUNKER III/555)

Die Dysmenorrhö ist im allgemeinen homöopathisch gut zu heilen, d. h. nach einiger Zeit der Behandlung sollten keine Mittel mehr nötig sein. Die Behandlung ist nicht einfach, weil Dysmenorrhö ein Symptom ist, hinter dem sehr viele Ursachen stehen können, ein sehr individuelles Symptom. So kommen fast alle konstitutionellen Mittel in Frage, nicht nur die ausgesprochenen „Krampfmittel".

Hauptmittel

Magnesium phosphor. D 3–6 neuralgisch-krampfhafte Schmerzen, intermittierende Koliken, nächtliche Schmerzen 1–2 Tage **vor** der Periode. Krämpfe hören mit Beginn der Periode auf. *Dysmenorrhoea membranacea.* Labile Frauen, > durch Druck, Wärme, heiße Aufschläge, Krümmen. Schmerzen, wenn Blutung schwach (Cauloph.)

Chamomilla D 2–200 D. **vor** und **bei** der Periode überempfindlich, reizbar, bösartig, unduldsam, Ärgerfolgen, > durch Umhergehen. Periode dunkel, klumpig, Schmerzen vom Rücken zur Innenseite der Oberschenkel, alle halbe Stunde 5 Tropfen

Gelsemium D 1–4 im Beginn der Periode Kopfschmerzen, benommen. Polyurie bei Periode, 20 Tropfen in ein halbes Glas Wasser, alle 15 Min. 1 Teelöffel

Cimicifuga D 1–3 gürtelförmige Schmerzen, wie mit Hand gepreßt, rheumatisch, unerträglich, auch nervöses Zusammenkrümmen bei allgemeiner Überempfindlichkeit, von Hüfte zu Hüfte schießend. Schmerzen in der li. Ovargegend. Koliken < während der Periode. Je stärker die Periode, desto stärker der Schmerz (Tuberculin) (umgekehrt bei Lachesis). Kopfschmerzen bei Periode (Migräne li. bei Amenorrhö), allgemeine Beschwerden und Rheuma > bei Periode

Coffea D 4–200 ungeheuer schmerzhafte Koliken. Vulva und Vagina sehr empfindlich. Periode früh, stark, Klumpen

Ignatia D 4–200 Schmerzen **bei** Periodenbeginn, psychogen, voller Gram und Widersprüche. Periode stark, klumpig, Polyurie

Belladonna D 3–6 Krämpfe < morgens, pulsierende Schmerzen > durch Strecken (nach hinten). Drängen nach unten, absatzweise hellrote Blutung, stark, stinkend, klumpig

Caulophyllum D 3 Blasen-Rektum-Magen-Krämpfe, vor Eintritt der Blutung hin und her fliegende Schmerzen besonders am 1. und 2. Tag. Blutung bei Schmerz geringer, Kopfschmerzen bei Periode, Schmerz, wenn Blutung schwach (Magn. ph.)

Aristolochia D 3 Schmerzen 2 Tage **vor** der Periode (und *bei* Periode)

Pulsatilla D 4–12 starke Krämpfe **vor** und **bei** der Periode mit großer Unruhe. Vor der Periode Gefühl der Schwere wie von einem Stein. Drang, lange vor der Periode, als ob sie kommen wollte (seit der 1. Per.)

Nux vomica D 4, 6 Schmerzen im Sakrum mit Stuhldrang. Dysmenorrhö bei zu früher Periode. Männliche Züge

Dioscorea D 6 heftige Schmerzen, anfallsweise, in die Beine ausstrahlend

Colocynthis D 3–6 Schmerzen > durch Zusammenkrümmen, > lokale Wärme

Veratrum alb. D 4 mit Durchfall, Frostigkeit, kalten Stirnschweißen, Kollapsneigung

Viburnum op. D 1, 2 Schmerz dumpf, gegen die Oberschenkel ausstrahlend, krampfig, anfallsweise, auf die Umgebung übergreifend „pelvine Migräne". Lumbosakralschmerz. *Dysmenorrhoea membranacea*

8 Tage vor der Periode 3 × tgl. 10 Tropfen, dann bei Beginn alle 15 Min. (Periode übelriechend, heller Urin)

Weitere Mittel

Abrotanum D 3

Aconit D 3–30

Aesculus D 3 Lumbosakralschmerz

Agaricus D 3–6 Krämpfe *bei* Periode. Rücken- und Kreuzschmerz

Aletris D 1–3 wehenartige Schmerzen, Anämie, Schwäche, traurig (Periode zu früh, zu stark)

Ammonium carb. D 4, 6 mit Diarrhö am 1. Tag (Blutung < nachts) **vor** und **bei** der Periode

Apis D 4 starke Schmerzen *bei* Periode mit starker Ovarialgie (albern, Sexualtrieb gesteigert)

Arsenicum alb. D 6–12 Wärme bessert

Artemisia D 1, 2 Spasmen *bei* der Periode

Asa foetida D 4 wehenartige Uterus-Schmerzen

Asarum D 4   Dysmenorrhö mit Kopfschmerzen *vor* der Periode (Murex) und *nach* der Periode

Atropin D 3, 4   Krämpfe bei starker, hellroter Periode

Aquilegia D 2   Dysmenorrhö junger Mädchen, Hysterie

Avena Ø

Bacillinum D 20   Periode stark, lang

Bellis D 3–4

Berberis D 4

Borax D 6   Spasmen, Magenschmerzen *vor* und *bei* der Periode, Dysmenorrhoea membranacea

Bromum D 4, 6   Dysmenorrhoea membranacea, Sexualtrieb vermindert

Bryonia D 3–6   rheumatisch, reizbar, vollblütig, Brüste vor Periode schwer, hart, schmerzhaft

Bufo D 6   wehenartig, intermittierend

Cactus Ø–D 6   pulsierender Schmerz in Uterus und Ovarien, nimmt den Atem, Zusammenschnüren, Blut schwarz

Calcium acet. D 3–6   Dysmenorrhoea membranacea mit starker Blutung bei fetten, blassen Frauen

Calcium carb. D 4–12   Kolik *vor* der Periode, schneidender Schmerz im Uterus *bei* der Periode, Mammae hart vor Periode

Calcium phos. D 4, 6   Periode zu früh, im Beginn heftige Rückenschmerzen, bei Infantilismus

Calcium sil. D 4, 6

Cannabis ind. D 6–12   Rückenschmerz, Dysmenorrhö bei Libido (Periode stark, dunkel)

Castoreum D 3–6   Kolik mit Blässe und kaltem Schweiß > durch Druck (neuropathisch-hysterisch)

Cerium oxal. D 2   bei robusten, fleischigen Frauen

Coccus cacti D 3   Periode mit reichlich Klumpen

Cocculus D 6–12   Krämpfe *vor* und *bei* der Periode, < bei Bewegung, depressiv, Periode schwächt sehr, Mittelschmerz, schmerzhafter Meteorismus

Clematis D 3   2. Tag Krämpfe

Collinsonia D 6   Dysmenorrhoea membranacea mit Hämorrhoiden, Periode stark (Stauung im kleinen Becken)

Crocus D 4–12   Periode dunkel, übelriechende Klumpen, Kopfschmerzen nach der Periode

Crotalus D 15, 30   im Beginn

Cuprum D 4, 6   mit Wadenkrämpfen (Gnaphalium), Fingerkrämpfe

Curare D 12–30   Koliken

Cyclamen D 6–30   *bei* Periode Schmerzen vom Rücken zum Schambein, Schwindel, Schwäche, Depression, Kopfschmerz

Damiana D 1–2

Digitalis D 6   wehenartige Schmerzen im Bauch und Rücken *vor* der Periode (Periode früh, stark mit Kreuzweh)

Dulcamara D 3–6   Brüste empfindlich geschwollen, mit Flecken überall

Elaps corall. D 12

Erigeron D 4   mit Afterschmerz

Ferrum phos. D 6

Follikulin D 12   bei jungen Mädchen, 5 Tage vor der Periode 1 Gabe (evtl. zusätzlich zu anderen Mitteln)

Formica D 6–30   Periode spärlich, blaß mit Pressen im Uterus

Dysmenorrhö – *Weitere Mittel, Fortsetzung*

Fraxinus amer. D 2–12 starkes Herabdrängen, neuralgische Kopfschmerzen

Gnaphalium D 6 Schmerzen am 1. Tag (Periode schwach, braun), Waden- und Fußkrämpfe

Gossypium D 6 Schmerzen kurz vor der Periode. Periode spät, schwach. Dysmenorrhö periodisch besser und schlechter werdend

Graphites D 6–12

Guajacum D 3–12 (unregelmäßige Periode)

Hamamelis Ø–D 2 Schmerzen in Bauch, Uterus, Bauchdecken, Rücken < während der Periode (Menorrhagie)

Helonias D 2 Schmerzen heftig, krampfartig *vor* und *nach* der Periode und *bei Beginn* < im Kreuz

Hydrastis D 6–30 Schmerzen > *mit Beginn* der Blutung

Hydrocotyle D 6 Reizung am Blasenhals, Periode zu früh

Hyoscyamus D 3–30 Wehen *vor* der Periode (Periode stark)

Hypericum D 6 (Periode verspätet, schwach, ausbleibend)

Inula Hel. D 3–6 wehenartige Schmerzen, Stuhldrang

Ipecacuanha D 4, 6 Übelkeit und Erbrechen bei starker, heller, gußweiser, erschöpfender Periode, Luftschnappen

Kalium carb. D 4–30 Dysmenorrhö mit Rückenschwäche und Ödemen bei jungen Mädchen. Schwerer Durchbruch der 1. Periode (Periode zu früh, lang, stark). Prurit. genit. und univers. bei Periode

Kalium permangan. D 3, 4 Dysmenorrhö bei Anämie, 1–2 × tgl. regelmäßig über 2–3 Monate (bewährt: STAUFFER)

Lac caninum D 15–30 Periode stark, gußweise, Dysmenorrhoea membran. Seitenwechsel! Halsschmerzen bei Periode, < Vorwärtsbeugen

Lapis alb. D 4–6 mit Schmerzen in den Brüsten

Laurocerasus D 4–6 Schmerzen vom Kreuzbein zum Schambein

Luffa D 4–12

Lachesis D 12–30 Krämpfe *vor* der Periode > bei Beginn der Blutung, je stärker die Blutung, desto schwächer der Schmerz (Gegensatz zu Cimicifuga und Tuberculin) < durch Wärme, < durch Ruhe, Kopfschmerzen, ruhelos, Logorrhö, periodische Verschlimmerungen, wenn Periode nahe

Lamium alb. D 2–4

Lilium tigr. D 4–12 Koliken (Periode zu stark, in der Ruhe nachlassend)

Lobelia D 3–6 Dysmenorrhö mit heftigen Kreuz- und Steißbeinschmerzen, Gefühl von Schwere und Zusammenziehen in den Genitalien

Luesinum D 30 Periode verspätet, schwach

Magnesium carb. D 4, 6 Krämpfe *vor* der Periode (Periode pechartig, klumpig, reichlich, nur nachts)

Magnesium mur. D 4, 6 Krämpfe im Rücken beim Gehen, beim Sitzen, ausstrahlend in die Schenkel, Obstipation, > bei hartem Liegen (Periode pechartig, klumpig), kann sich zu allgem. Krämpfen (hyster.) steigern

Magnesium phos. D 4, 6 > bei eintretender Blutung

Mandragora D 4, 6 Krämpfe, reichlich Klumpen

Medorrhinum D 20, 30 Koliken

Mercurius sol. D 12, 6 Dysmenorrhö bei starker, langer Periode, „*Zapfenblutung*", Speichelfluß, Nachtschweiß

Mercurialis per. D 6 Dysmenorrhö kurz nach der Periode, krampfend (Orgasmus bei Periode)

Momordica Ø–D 3 jeweils wehenartige Schmerzen mit folgendem Blutabgang, Kreuzschmerzen nach vorn ziehend

Dysmenorrhö – *Weitere Mittel, Fortsetzung*

Moschus D 4, 6   bei Eintritt der Periode, häufige Gaben! (bereits abgelaufene Periode erscheint wieder mit Wehtun in der Tiefe)

Murex D 6 (Tabl.)   Stechen (re.) in der Tiefe wie von einer Wunde (Schmerzen in den Ovarien und Brüsten), (Periode früh, stark, klumpig) Uterus tut weh

Nepenthes distill. D 3–12   Frigidität

Nux moschata D 2, 3   Kreuzschmerzen *vor* und *bei* der Periode, Drängen nach unten (Xanthoxl. fraxin.), Wärme bessert

Opium D 6–30   Krämpfe, Reizbarkeit, starke Blutung mit großer Unruhe

Oxalis D 3   akute Krämpfe, Injektion

Palladium D 4–30   wehenartige Schmerzen, Schneiden im Uterus, Blutung verstärkt (mit Ovarialgie rechts)

Passiflora Ø–D 1   Dysmenorrhö nervöser Art

Phosphor D 6–12   je stärker die Blutung, desto stärker der Schmerz (Cimic.)

Phytolacca D 3–6   Dysmenorrhö steriler Frauen mit Schmerzen in den Brüsten, in der Pubertät

Platin D 6–200   Krämpfe zum Schreien, Zucken vor Schmerz, langsam zu- und abnehmend. Drängen nach unten (Periode früh, stark, Klumpen, dunkel). Genitale überempfindlich (nicht zu untersuchen)

Potentilla ans. D 1, 2   mit Darmkrämpfen (frühzeitig geben! evtl. auch als Tee)

Progesteron D 12   1 Gabe 5 Tage vor der Periode, Dysmenorrhoea membranacea

Psorinum D 30   (aashaft stinkende Menses), Dysmen. vor der Menopause

Pulsatilla D 4–30   von der Menarche an

Rauwolfia D 6, 8   Krämpfe bei zu frühen Menses

Rosmarin D 6 mit Kälte der Beine oder Kälte wechselt mit Hitze. Heftige Schmerzen und danach Blutung

Ruta D 4, 6

Sabal Ø–D 2   Krämpfe und Uterus-Schmerzen, Periode verspätet

Sabina D 4, 6   Krämpfe, wehenartiges Drängen nach abwärts, Rückenschmerz zum Uterus ziehend (zum Schambein), (Periode zu früh, stark, lang, hell, Klumpen) intermittierend

Secale D 3–6   Kolik mit Kälte- und Hitze-Unverträglichkeit (Periode stark, übelriechend)

Senecio D 1–3   Dysmenorrhö mit Schmerz am Blasenhals, *bei Eintritt* der Periode (besonders in der Pubertät), Harndrang mit starker Blutung, die dann erleichtert

Sepia D 6–12   „alles < vor der Periode"

Stannum D 6   Pressen im Schoß, als wollte die Periode kommen. *Vor* der Periode Angst und Depression, Schwäche im Leib, muß sitzen

Staphisagria D 4–30   Dysmenorrhö, Senkung. Vulva empfindlich und reizbar. Pruritus vaginae

Stramonium D 4–30   Krämpfe und Hirnreizung, schamlos < vor Periode, übler Körpergeruch zur Periodenzeit (Periode stark, dunkel, klumpig)

Sulfur D 6–12

Tabacum D 6   sterbenselend, kalter Schweiß

Tarantula D 6–30   mit sehr empfindlichen Ovarien und Uterus-Schmerz, Periode stark mit erotischen Spasmen, je stärker die Blutung, desto stärker die Schmerzen

Thlapsi D 1–12   jede 2. Periode sehr stark

Dysmenorrhö – Weitere Mittel, Fortsetzung

Thuja D 4–12   *bei* Periode Schmerz in der linken Ovargegend (Periode zu früh, kurz, vorher Schweiße)

Trillium pendul. D 3–6   Hüften wie auseinanderfallend, > durch festes Binden, große Schwäche bis zum Kollaps bei Periode (Periode hellrot, 8 Tage lang)

Tuberculin D 30   je stärker die Periode, desto stärker der Schmerz (Cimic.)

Uzara Ø–D 3   Krämpfe

Veratrum alb. D 4   mit Kältegefühl

Veratrum vir. D 4–6   Kolik vor der Periode mit Strangurie, Übelkeit, Erbrechen

Xanthoxylum frax. D 1–3   Krämpfe gegen die Schenkel ausstrahlend (Chamomilla) mit neuralgischem Kopfschmerz. Nervöse, zarte, dünne Frauen

Zincum D 4–6 und Zincum valer.   Schmerzen *vor* der Periode. Unruhe in den Beinen (Periode stark, klumpig, unregelmäßig). Bei Eintritt der Periode hören andere Beschwerden auf (Lachesis), kommen nach der Periode wieder, Krämpfe > mit eintretender Blutung, Genitalien sehr empfindlich bei Berührung (Platin)

Wiederholung der Mittel bei Schmerzen **vor** der Periode   KENT III/792, KLUNKER III/792

Aristolochia   2 Tage vor der Periode

Asarum   vor und nach der Periode

Belladonna   Krämpfe morgens

Borax   vor und bei der Periode

Calcium carb.   Kolik vor und schneidender Schmerz im Uterus bei der Periode

Calcium phos.

Caulophyllum

Cocculus   und bei der Periode

Digitalis

Helonias   bei Beginn und auch danach

Hyoscyamus

Kalium carb.

Lachesis

Magnesium carb., Magnesium phos.

Moschus

Nux moschata   und bei der Periode

Nux vom.

Pulsatilla

Sepia

Stannum

Viburnum

Zincum, Veratrum vir.

Wiederholung der Mittel **vor** und **bei** der Periode
    Borax
    Calcium carb.
    Cocculus
    Helonias   vor und nach der Periode, auch bei Beginn
    Nux mosch., Nux vom.
    Pulsatilla
    Chamomilla
    Ammonium carb.

Wiederholung der Mittel **bei** der Periode
    Agaricus
    Apis
    Arthemisia
    Belladonna
    Calcium phos.   im Beginn, Calcium carb.
    Chamomilla
    Cimicifuga
    Gelsemium   im Beginn
    Kalium carb.
    Ignatia   im Beginn mit Polyurie
    Lachesis   im Beginn
    Lapis alb.
    Medorrhinum
    Tuberculin
    Ustilago
    Viburnum   im Beginn, s. S. 133

Wiederholung der Mittel bei **Dysmenorrhoea membranacea**
    Viburnum op., s. S. 133
    Magnesium phos.
    (Borax, Brom., Calc. acet., Collinsonia, Lac. c., Progest.,
    Cyclamen)

Mittelschmerz (in der Mitte zwischen 2 Perioden)
    Apis D 4–12
    Bryonia D 4–12
    Chamomilla D 4–30
    (Cocculus, Hamamelis, Hydrastis)

Dysmenorrhö bei jeder zweiten Periode
    Gossypium D 2–6

138

Menstruations-Kopfweh – Migräne
(KENT I/258)

Man denke zuerst an konstitutionsbedingten Kopfschmerz und die entsprechenden Mittel.

Calcium carbon., Natrium mur., Pulsatilla, Sulfur, Graphites, Sepia, Thuja.

Hauptmittel

Gelsemium D 4–12   bes. Hinterkopf, Übelkeit, Erbrechen, Urina spastica. Migräne meist **vor** der Periode

Natrium mur. D 6–30   **Vor** und **über** die ganze Periode (oft < nach der Periode). Abklingen meist mit Schweißausbruch.

Cimicifuga D 4–12   **vor** der Periode < geringste Bewegung > eintretende Menses. Besonders Nacken, HWS

Belladonna D 4–30   klopfend < Erschütterung. Blutandrang, allgemein überempfindlich

Pulsatilla D 4–30   **vor** der Periode und danach

Lachesis D 12–30   hämmernd < morgens < bei ausbleibender Periode

Cyclamen D 6–12   Sehstörungen. Bes. linke Schläfe, Schwindel, bes. bei Anämischen (Periode meist verspätet)

Sanguinaria D 4–12   vom Hinterkopf zum rechten Auge, steigt und fällt mit der Sonne

Aristolochia D 3–12

Weitere Mittel

Sepia D 6–12   reizbar, mürrisch, launisch. Leere im Magen **vor** und **bei** (nach) der Periode

Caulophyllum D 3–12   Spannung im Hinterkopf. Blasen-Rektum-Magen-Krämpfe

Ferrum phosphor. D 4, 6   Blutandrang, Hitzegefühle

Aconit D 4–30   berstend, heiß, brennend, pulsierend, Wellengefühl

Thuja D 4–12   Schmerzen am li. Ovar bei der Periode bei hartnäckigen Migränekranken

Ammonium carb. D 2–6   **vor** und **während** der Periode. Oft mit Diarrhö

Bovista D 3–6   Vergrößerungsgefühl (Periode zu früh, zu stark, Diarrhö vor und bei Periode. Verträgt nichts Enges an der Taille)

Calcium phosphor. D 4–12   mit Blähsucht, Kopf heiß, Schmerzen an den Haarwurzeln

China D 4–30   **nach** der Periode

Chionanthus D 1, 2   Übelkeitskopfschm., Stirnkopfschmerzen besonders über den Augen, Augäpfel schmerzhaft

Cocculus D 6   Schmerzen im Hinterkopf, in den Augen

Cuprum D 4, 6   Schmerzen bei Drehen der Augen

Ferrum D 6–12 **nach** der Periode
Glonoinum D 6–12 Pulsieren, Vergrößerungsgefühl, reizbar
Graphites D 6–12 mit Neigung zum Erbrechen **bei** der Per.
Kreosotum D 4–12 **vor** und **bei** der Periode
Tormentilla D 30 mit dumpfem Bewußtsein
Veratrum vir. D 2–6 Schmerzen vom Nacken her, Völlegefühl, Pulsieren,
Kopf heiß, gedunsenes Gesicht
Xanthoxylum D 2–6 neuralgisch mit Dysmenorrhö

Bei Frauen besteht oft ein deutlicher Zusammenhang verschiedener Beschwerden mit der Menstruation.

Zum Nachschlagen sei hier unterschieden zwischen Beschwerden vor, bei und nach der Periode.

Beschwerden vor der Periode

Prämenstruelle Störungen allgemein
> Tuberculin D 30

Prämenstruelles Syndrom
> Follikulin D 12–15   1 Gabe am 14. Tag
> Hypophysin D 12
> Lac. canin. D 12–15   (Periode stark), Agnus cast. Ø

alles schlimmer vor der Periode (und im Beginn)   KENT I/511
> Aristolochia D 3   (vor und nach der Periode)
> Pulsatilla D 4–12
> Natrium mur. D 6–12
> Lachesis D 12
> Sepia D 12   und bei der Periode
> Zincum, Magnesium carb. et mur.   vor und bei
> Conium vor und bei, Aranea di. vor und bei, Kalium c.,
> Kalium ph. vor und bei, Calcium ph., Calcium c., Phosphor

Absenzen werden verschlimmert
> Bufo D 6–12   vor und bei der Periode

Abwärtsdrängen, Gefühl als ob die P. käme
> Viburnum D 2
> Senecio D 12   Schmerzen als ob. P. käme

Afterkrampf
> *Kalium bichr.* D 6
> Aristolochia D 3   (vor und nach der Periode)

Akne
> Nux mosch. D 4   Dulcamara D 4
> Sepia D 12   Agnus c. D 3

Angina   s. a. Halsschmerzen
> Magnesium carb. D 6–12
> Gelsemium D 4–6
> Lachesis D 12

Beschwerden vor der Periode

Angst und Schwermut (s. auch Depression)   KENT I/8
       Cimicifuga D 4–12
       Stannum D 6–12   (mit Beginn der Periode weg)
Anschwellung des Körpers 10 Tage vor der P.
       Nepenthes D 6–12
Aphonie am Vorabend der Periode
       Luesinum D 30, Gelsemium und bei der Periode
Appetitlosigkeit
       Gossypium D 6   (vor und bei der Periode)
Appetit vermehrt
       Magnesium c. D 6–12, Spongia D 4–6
Asthma
       Sulfur D 12–30
Atemnot   KENT III/340
       Zincum D 6–12, Sulfur D 12
       Cuprum D 6–30   spastisch
Aufgedunsenes Gesicht   KENT II/114
       Pulsatilla D 4–30
Aufstoßen
       Pulsatilla, Natrium mur., Sepia
Ausschlag   KENT III/753
       Dulcamara D 6 (Conium, Kalium carb., Aurum)

– an der Stirn, juckend, feucht
       Sarsaparilla D 6–12

– Gesicht und Stirn < vor Periode
       Magnesium mur. D 6–12

– feucht, rechte Leiste
       Sarsaparilla D 6–12

Ausschlag, alter, juckt heftig
       Carbo veget. D 6, Dulcamara D 6   fleckiges Exanthem
Axilla, Jucken in der A.
       Sanguinaria D 12
Bauch empfindlich   KENT III/576
– Geräusche   KENT III/532

Hitze im B.
       Cyclamen D 12, Graphit D 12

– Schwere im B.

Pulsatilla D 4–12

Schwere im Bauch und Rückenschmerzen, wehenartig

Digitalis D 6

– Blähungen

Zincum D 6–30

– Schmerzen   KENT III/557 und 546 s. auch Dysmenorrhö

Blasenstörung

Kalium jod. D 6–12, Senecio D 2, 3

Beine schmerzen   KENT II/589, III/532

Caulophyll. D 3   (Lachesis, Ac. nitr., Sep., Nux vom., Phos., Vib.)

Brustbeklemmung

Lachesis D 12   (Borax D 3–6)

Brüste schmerzhaft   KENT II/255

Lac can. D 12–30

Pulsatilla D 4–12

Conium D 6   (vor und bei der Periode)   < Erschütterung

Calcium carb. D 12

Kalium carb. Stechen, Asterias und Uterusschmerzen

Tuberculin D 30 (Nux. vom., Spongia)

– schmerzhafte Adenome

Calcium jod. D 6

– geschwollen   KENT II/235

Tuberculin D 30   Bryonia D 4

Pulsatilla D 4–12   und bei der P., evtl. Milchsekretion (Kalium carb. Murex, Kalium sulf., Gossypium und bei der P.)

– – und empfindlich

Calcium carb. D 6–12

Bryonia D 4, Conium D 6

Lac canin. D 12

Brustschmerzen vor der P. s. im Kap. Mamma S. 263

– Induration verstärkt

Phytolacca D 4–12

– Milchknoten schmerzhafte

Asterias D 6–12

Beschwerden vor der Periode
–   –   Brüste Milchsekretion
          Cyclamen D 12, Tuberculin D 30

Choreatische Symptome
          Ammonium carb. D 6–12

Depression   KENT I/91
          Pulsatilla D 4–12
          Aristolochia D 4–12
          Cyclamen D 6–12
          Lycopodium D 6–12
          Vespa D 6–12   Schmerz, Druck, Obstipation
          Platin D 6–12
          Aurum D 12
          Bromum D 6
          Causticum D 6
          Conium D 12, Murex D 12   und bei der P.
          Stannum D 6   und Angst
          Sepia D 6–30   (vor und bei der Periode)
          Natrium mur. D 6–12   (vor und bei der Periode)
Deszensusgefühl
          Sabadilla D 6
Diarrhö
          Bovista D 6–12   und bei der P.
          Hydrastis D 6   (vor und bei der Periode)
          Pulsatilla D 4–12 und bei der P.
          Lachesis D 12
Durst
          Natrium mur., Magnesium carb., Kalium carb. Mangan.
Eiseskälte
          Jaborandi D 4
empfindlich
          Nux vom. D 6–12
          Sepia D 6–12   (Acid. nitric.)
Erbrechen   KENT III/457
Erotische Träume
          Calcium carb. D 6–12
          Kalium carb. D 6–12

Erregung   KENT I/32
    Nux vom. D 30, Lycopodium D 30
Fieber, Hitze   KENT II/53 und 47
    Ammon. carb. D 6
Flatulenz   KENT III/528
Fluor   KENT III/761
    Calcium c. D 6–12
    Graphit. D 8–12
    Mandragora übelriechend (Blutung klumpig)
    Sepia D 6–12, Hedera D 4
    Pulsatilla D 4–12   (Bovista, Alumina, Barium c.)

– dick, grün, milchig, wundmachend
    Kreosotum D 4–6
    Carbo veget. D 6
Foetor ex ore
    Sepia D 6–12 (Caulophyllum D 3–6, Kalium tellur. D 6 Knoblauchgeruch)
Freßlust
    Magnesium carb. D 6–12, Spongia D 3–6
Frost, Frösteln   KENT II/4 und 27 und 164
    Pulsatilla D 4–12
    Silicea D 6–12
    Lycopodium D 6–12
    Calcium c. D 6–12
    Kalium c. D 6   (Arsen. alb., Jaborandi, Magnes. c.)
Frösteln nachts
    Aloe D 4–6
Furcht
    Cimicifuga D 4–12, Mancinella D 200
Füße geschwollen
    Aristolochia D 3–12, Pulsatilla D 4
    Barium c. D 6–12, Lycopodium D 6–12
Gähnen   KENT I/377
    Pulsatilla D 4–12
gereizt   s. reizbar
Gesichtsausschlag
    Dulcamara D 4–6

– Ödem   KENT II/114
    Pulsatilla D 4–12

Beschwerden vor der Periode
- Gesichtsschmerz   KENT II/125
gleichgültig
>   Sepia D 6–12
Halsschmerzen   s. auch Angina
>   Lac canin. D 15–30   Rachen wie wund, berührungsemp-
>   findlich, Thuja D 4

- Angina
>   Magnesium c. D 6   Rachenschmerzen, Schnupfen, Zahn-
>   schmerzen
>   Lachesis D 12, Gelsemium D 4
Hämorrhoiden
>   Pulsatilla D 4–12, Phosphor D 6–12
Harndrang   KENT III/680, 681, 672
>   Kalium jod. D 6, Pulsatilla D 4–12, Pulex D 6
Harnfluß reichlich
>   Pulex D 6
Hautausschläge
>   Dulcamara D 6   (s. bei Ausschläge)
Heiserkeit
>   Graphites, Mangan., Luesinum

- schmerzlos
>   Gelsemium, Heliotrop D 6   (Aphonie) und bei der P.
Herpes
>   Vaccininum D 200 sofort 1 Gabe
>   Agnus cast. D 2–4 s. auch S. 160
Herzklopfen   KENT II/225
>   Spongia D 4–6, Natrium mur. D 12, Sepia D 6 (Jod, Cactus,
>   Crotalus h.)

- Schmerzen
>   Lithium carb. D 6

- Krampf
>   Cuprum D 12–30
Hitze im Bauch
>   Cyclamen D 12, Graphit D 12

- in der Vagina
>   Ignatia D 6–12

146

- Wallungen
    Jodum D 6–12, Alumina D 6–12
Hüft- und Rückenschmerzen
    Gelsemium D 4–6
Hunger
    Spongia D 4–6
Husten trocken
    Zincum D 6–12   spastisch, und bei P.
- tagsüber
    Graphites D 8–12
- im Bett
    Sulfur D 6–12
Jucken in den Achseln
    Sanguinaria D 4–12
Kältegefühl   s. Frost
Knöchel-Ödeme
    Aristolochia D 3
Kolik
    Calcium c. D 6–12   (Kopfschmerzen, Fluor, Frösteln)
Konvulsionen
    Pulsatilla D 4–12
Kopfschmerzen s. auch Menstruationskopfweh S. 139   KENT I/258
    Lachesis D 12–30
    Gelsemium D 4–12   Migräne-Kopfschmerz
    Cimicifuga D 3   Schmerz bei Periode weg (Nacken, HWS)
    Calcium c. D 6–12   (Kolik, Fluor, Frösteln)
    Natrium mur. D 6–12   vor und über die ganze Periode, nach
        der Periode
    Cyclamen D 12   mit Sehstörungen
    Clycerin D 30   2 Tage vor der P.
    (Ammon c. vor und bei der Periode oft Diarrhö, Brom.,
        Pulsatilla, Asarum D 12–30   vor, bei und nach der P.
    Magnesium carb., Chionanthus D 3)
    im Kopf Pulsieren
    Petroleum D 6–12, Kreosotum D 6
Krämpfe hysterisch
    Hyoscyamus D 6–12, Magnesium carb. D 6
- im Oberschenkel
    Chamomilla D 4–30

147

Beschwerden vor der Periode
- in Waden, Füßen, Händen
     Viburnum D 2
Kreuzschmerzen   KENT II/343
     Viburnum D 2, Magnesium s. D 6   heftige

- und Nierenschmerzen
     Zincum D 12–30

- und Magenschmerzen
     Barium carb. D 6–17

- Leistengegend Schmerzen   KENT III/561
Libido-Steigerung
     Dulcamara D 6   (siehe auch sexuelle Erregung, Sex. Trieb)
Lumbosakralschmerz
     Castoreum D 4   (< Kaffee, < Kälte)
Magenschmerzen   KENT III/593 (503)
     Sepia, Pulsatilla, Belladonna
     (Nux mosch., Lachesis, Sulfur, Cuprum)

- Krämpfe
     Belladonna, Sepia, Pulsatilla, Lachesis, Cuprum

- Leere
     Sepia, Ignatia, Sulfur
Magen- und Kreuzschmerzen
     Barium c. D 6–30

- Störungen
     Kalium c. D 4–6
Mammae   s. Brüste
Manische Zustände
     Veratrum alb. D 4–6, Cimicifuga D 4–12
Migräne   (siehe Kopfschmerz, Menstruationsmigräne S. 139)
     Gelsemium D 4–12
Nasenbluten   KENT III/152
     Veratrum alb. D 4–6, Lachesis D 12–30
     Pulsatilla D 4–12, Barium carb. D 6–12

Nase verstopft
     Magnesium carb. Nux vom. und bei P.

Nervosität und schlechte Laune
     Magnesium c. et m., Nux vom. und bei P.

Neuralgien verschlimmert
Magnesium carb. D 6–12   und bei der P.

niedergeschlagen
Bromum D 6

Oberbauch rechts Stechen beim Einatmen
Conium D 6

Obstipation   KENT III/617
Graphit. Lachesis, Nux vom., Silicea

Ohnmacht   KENT I/431
Veratrum alb. D 4

Ohrgeräusche
Ferrum, Bryonia, Bovista, Kreosot.

Ohrenklingen
Ferrum D 6

Ohrensausen
Veratrum alb. D 4   Schwindel, Schweiße, Borax D 3

Oligurie
Apis D 3–4
Silicea D 6–12

Ovarialgie   KENT III/790
Lachesis D 12, 15, Zincum D 12 (li.)

Pickel am äußeren Genitale   KENT III/753

Pollakisurie
Lilium tigr. D 6, Kalium jod. D 6, Pulex D 6–30   schmerz-
haft

–   mit heftigem Drang
Sarsaparilla D 6   Erbrechen, kalter Schweiß
Poriomanie verschlimmert
Bufo D 6   und bei der P.

Pruritus vaginae
Graphites D 8–12

–   vulvae   KENT III/756
Graphites D 8–12
Lilium tigr. D 4–6
(Kalium carb., Mercur., Sulfur, Phosphor)

Beschwerden vor der Periode

      Calcium carb. D 6–12   Brennen und Jucken vor und nach der Periode

Pulsieren im Kopf

      Petroleum D 6–12

      Kreosotum D 6

reizbar   KENT I/80

      Sepia D 6–12, Natrium mur. D 6–12

      Nux vom. D 6–12   (vor und bei der Periode)

      (Lycopodium, Magn. m. vor und bei, Chamomilla vor und bei, Caustic., Calcium c., Kalium c., Kresot., Croc., Pulex)

Reizblase

      Pulex D 12–30

Rheuma

      Magnesium carb. D 4, 6

Ruhelosigkeit   KENT I/85

      Nux vom. D 12–30, Sulfur D 12

Rückenweh

      Magnesium carb. D 4, 6

Schlaflosigkeit   KENT I/382 (Schlafstörungen)

      Cyclamen D 6–12, Cimicifuga, Pulsatilla, Veratr. a. (Graphit, Bellad., Sulfur, Magnesium carb., Aristolochia, Alumina)

Schmerz im Magen und Kreuz

      Barium carb. D 6–30

Schmerzen als ob die Periode käme

      Senecio D 4–12   nervös, weinerlich

Schnupfen und verstopfte Nase

      Magnesium carb. D 6

      Graphit D 6–12   mit Husten und Heiserkeit

Schwäche   KENT I/445

– verschlimmert   Tuberculin Spengler D 15

Schweiße   KENT II/71

      Thuja D 6

      Veratrum alb. D 4

      Graphites D 8–12

      (Sulfur, Hyoscyamus, Belladonna, Calc. c., Phosphor, Natrium sulf., Jaborandi D 4)

Schwellung des äußeren Genitale

      Sepia D 6–12   (Lycopodium D 6)

Schwellungsgefühl im ganzen Körper
Nepenthes D 3–12
Palladium D 12   < vor, bei und nach der P. (Ovarialgie
rechts)
Schwere im Bauch
Pulsatilla D 4–12
Schwerhörigkeit
Ferrum D 6, Kreosot. D 6
Schwindel
Veratrum alb. D 4   Ohrensausen, Schweiße
sexuelle Erregung
Dulcamara D 4–6, Crocus D 6, Calcium ph. D 6
Stramonium D 12   und bei der P.
Salix D 6   mit wollüstigen Träumen
Kalium brom. D 6   übrige Zeit frigide
sexuelle Manie
Veratrum alb. D 4–6
Sexualtrieb gesteigert   KENT III/776
Phosphor D 6–12, Crocus D 4–12, Stramonium D 12
Belladonna D 4–12, Calc. p., Veratr. a., Kalium c.
Sodbrennen
Sulfur D 6–12
Speichelfluß
Pulsatilla D 4–12
Stimmlosigkeit am Vorabend der Periode
Luesinum D 30
Stuhldrang
Mangan D 6–12, Eupion D 6
Taubheit
Ferrum picrin. D 4, 6   Pulsatilla D 4–30
Traurigkeit   KENT I/91
Sepia D 6–12
Natrium mur. D 6–12   (vor und bei der Periode)
Todesfurcht bei verzweifelter Stimmung
Viburnum op. D 2–6
Übelkeit   KENT III/479
Unruhe   KENT I/85, BARTHEL I/852
Pulsatilla, Aristolochia, Magnesium c., Nux vom., Lycopodi-
um, Causticum

Beschwerden vor der Periode
Unterleib aufgetrieben
>Pulsatilla D 4–12   und bei der P.

Unterschenkel geschwollen
>Aristolochia D 3–12

Urinmenge vermindert
>Apis D 4, Silicea D 6–12

Urticaria
>Dulcamara D 4, Kalium carb. D 4–12

Vulva geschwollen
>Sepia D 6, Lycopodium D 6

– schmerzhaft
>Lilium tigr. D 6, Kalium jod. D 6

Verzweiflung
>Veratrum alb. D 6

Wadenkrämpfe
>Phosphor D 6–12, Viburnum D 2–4

Wasserlassen, häufig
>Pulex D 6

Wehen
>Hyoscyamus D 6–30

Weinen
>Phosphor D 6–12, Pulsatilla D 12

Zahnschmerzen   KENT III/233
>Antimon. crud. D 4–6

>Magnes. carb. D 6   (vor und bei der Periode)

Zahnfleischschwellung
>Kalium carb. D 4–12, Barium carb. D 6–12

– – Schmerzen   KENT III/233
>Pulsatilla, Natrium mur., Antimon. crud.

Zittern
>Natrium mur. (Kalium c., Lycopodium, Hyoscyamus, Alumina)

– der Unterschenkel
>Kalium carb. D 4–12

Beschwerden bei der Periode

Alle Beschwerden werden besser im Beginn der Periode
    Lachesis D 12–30
    Zincum D 6–30   alle Beschwerden hören auf
    Pulsatilla D 4–30   (Magnesium phos., Plumbum)

Besserung bei der Periode   KENT I/511
    Lachesis D 12, Pulsatilla D 4–12
    (Kalium c., Sepia, Cimicifuga, Cyclamen, Moschus, Zincum,
      Stannum)
Allgemeinbefinden bessert sich bei der P.
    Lachesis, Aristolochia, Pulsatilla
Kopfschmerzen hören bei der P. auf
    Sepia D 6
Verschlechterung im Beginn der P.   KENT I/511
    Sepia, Natrium mur., Phosphor, Silicea
    (Calcium phos., Kalium c., Platin, Lycopodium, Causticum,
      Hyoscyamus, Pulsatilla)
Allgemeinbefinden verschlechtert bei der P.
    Graphites D 6–12, Cocculus D 4–12
Verschlechterung bei der Periode
    Graphites D 6–12   und nach der P.
    Sepia D 6–12   und vor der P.
    (Pulsatilla, Magnesium c., Kalium c., Natrium mur.,
      Phosphor, Silicea, Zincum, Kalium phos., Nux vom., Am-
      monium c., Argentum nitr., Conium, Hyoscyamus)
Absenzen verschlimmern sich
    Bufo D 6–12
Akne
    Agnus cast. D 3, Dulcamara D 4
    Sanguinaria D 4–12   im Gesicht
    Hepar sulf. D 4–12, Graphit. D 6
    Kalium bromat. D 4–12   (Eugenia jambos, Psorinum D 30)

– am Kinn < bei der Periode
    Sepia D 12   („um die Periode herum")
Angina
    Lac. can. D 15–30   (bei Beginn der Periode und am Ende)
    Mercurius sol. D 12
Angst   KENT I/8

Beschwerden bei der Periode

Aphonie

Gelsemium D 4–6, Heliotrop D 6

– und Halsschmerzen

Calcium carb. D 6–12, Gelsemium D 4–12

Appetitlosigkeit   KENT III/421

Gossypium D 6   (vor und bei der Periode)

Magnesium carb. D 6–12, Ignatia D 6–30

Appetit vermehrt

Kalium phos. D 6

Asthma

Cactus D 1–2

Cuprum m. D 6, Kalium carb. D 4–12

Atemnot   KENT III/340

Lachesis D 12, Spongia D 4–6, Jodum D 6

Aufgeregtheit

Magnesium mur. D 6–12

Aufstoßen   KENT III/427

Lachesis D 12, Graphit D 6–12

Aufwachen mit Erstickungsanfällen

Spongia D 2–6

Lachesis D 12–15

Cuprum D 4–12

Augen brennen

Ac. nitricum D 6–12

Magnesium carb. D 6, Niccolum D 6, Castoreum D 4

– Schwellung zur Zeit um die Periode

Phosphor D 6–12

Ausschlag in der Vagina, an Vulva und Brust   KENT III/753

Allium s. D 6–12

Dulcamara D 4–12   (Vulva)

Kalium c. D 4–12   (zwischen den Beinen)

Medorrhinum D 20–30   (kleine Furunkeln)

(Conium, Graphites)

Bauch empfindlich   KENT III/576

– Geräusche   KENT III/533

– Hitze im B.

Graphites D 6–12

154

- Leere im B.

    Phosphor D 6–12, Sulfur D 12
- Schmerzen im B.   KENT II/589   s. Dysmenorrhö
- Schwere im B.

    Pulsatilla, Natrium m., Graphites, Apis

Beine geschwollen   KENT II/531

    Calcium carb., Apis, Graphites
- jucken

    Inula Helen. D 3–6
- Krämpfe

    Phosphor D 6–12
- Schmerzen   KENT II/589

- Venenschmerzen in den B.

    Millefolium D 4

Beklemmung (Übelkeit)

    Secale D 4–6

Benommenheit

    Rosmarin D 3

Beten, Singen, Geschwätzigkeit

    Stramonium D 6–30

Bewußtlosigkeit   KENT I/19

    Lachesis, Ignatia, Sepia, Nux mosch.

    (s. auch bei Ohnmacht   KENT I/431)

Binde tragen nicht möglich wegen Überempfindlichkeit

    Platin D 6–30

Blähungen

    Vespa D 4–6

Blässe, Herzklopfen, Ohnmacht, Ohrensausen

    Trillium pend. D 2–4

Blasenbeschwerden – Schmerzen

    Senecio aur. D 1–3   < nachts

    Nux vom. D 4–12   (Tenesmen), Vespa D 4–6

    Hydrocotyle D 2–12 (Reizung am Blasenhals), Sepia
    D 6–12

Blasenstörungen

    Cantharis D 6

    Erigeron D 4, 6

    Lilium tigr. D 6–12

Beschwerden bei der Periode
        Kalium jod. D 4, 6
        (Gelsemium, Ac. nitric. Staphisagria, Thlapsi)
Blindheit, vorübergehend
        Pulsatilla D 4–30   (Sepia – abends, Graphites)
Blut macht wund
        Bovista D 3–6
Brennen in Händen und Fußsohlen
        Carbo veget. D 6–12

–   in den Ovarien
        Kalium nitric. D 6, Zincum D 6–12
Brustbeklemmung beim Eintreten der Periode
        Phosphor D 6–12

–   Schweiß
        Belladonna D 6–12, Kreosot. D 4–6
Brüste schmerzhaft   KENT II/255, 274, 288
        Calcium c., Conium, Mercur, Phosphor, Phytolacca
        Pulsatilla, Lac can., Helonias, Dulcamara, Crocus, Thuja,
        Zincum, Sanguinaria

–   Schmerzen in den Brüsten
        Graphites, Berberis, Phosphor, Cocculus

–   schmerzhaft und milchgefüllt
        Mercurius s. D 6–12

–   Brennen in den Brüsten
        Indigo D 6–12, Gratiola D 4   (rechts)

–   geschwollen   KENT II/235
        Pulsatilla D 4–12
        Cyclamen D 12 (< nach der Periode)
        Gossypium D 6, Phytolacca D 4–12, Tuberculin D 30

–   Knoten in den B.
        Lac can. D 12–15

–   Warzen   Schmerzen wie wund
        Helonias D 3–4

–   vergrößert und schmerzhaft
        Sanguinaria D 12, Mercurial. per. D 4–6

– vergrößert und schmerzhaft vor und bei der Periode
  Conium D 6
  Calcium c. D 6–12
  Lac can. D 12, 15, 30
  (Gossypium, Allium s.)

Chorea – choreatische Symptome
  Zincum D 15, 30
  Ammonium carb. D 6–12

Depression   KENT I/91
  Pulsatilla D 4–30
  Graphites D 8–30
  Sepia D 6–30   (vor und bei der Periode), Murex D 4–12
  Natrium mur. D 6–30   (vor und bei der Periode)

Deszensus-Gefühl
  Tuberculin D 30, Lilium tigr. D 6–12
  Kalium c. D 4–12, Acid. nitric. D 6–12

Diarrhö   KENT III/609
  Pulsatilla D 4–12
  Hydrastis D 4   (vor und bei der Periode)
  Bovista D 6   (vor und bei der Periode)
  Hydrophobinum D 15–30   (vor und bei der Periode)
  Podophyllum D 6–12, Veratrum a. D 4
  Ammonium m. D 3 und Ammonium c. D 3   (am 1. Tag)

Durst, großer   KENT III/440
  Ac. aceticum D 6   am 1. Tag der Per.

Eierstockschmerzen
  Lachesis D 12–30

Ekzem
  Borax D 3, Dulcamara D 4–6   an Händen, Armen, im Gesicht, Mangan D 6 chron.

Epilepsie
  Bufo r. D 6, 12

Erbrechen   KENT III/457
  Pulsatilla, Veratrum alb., Apocynum, Lac can.   bei Beginn und am Ende der P.

Erkältung
  Calcium c. D 4–12   (feuchte Füße, Zahnschmerz, Schwindel)

Beschwerden bei der Periode

Erregung, wilde, bei Beginn der Periode
        Aconitum D 6–30
        Magnesium mur. D 6–12   (starke E. bei jeder Periode)

Erstickungsgefühl (laryngeal)
        Spongia D 4–6

Erysipel
        Graphites D 8, 12

Feuchte Füße
        Calcium c. D 6–12   (Erkältung, Zahnschmerz, Schwindel)

Fieber   KENT II/53
        Sepia D 6–12
        Pyrogenium D 15   stinkendes Menstrualblut

Flatulenz   KENT III/528

Fluor   KENT III/761
        Cocculus D 6–12,   Jodum D 6–12, Magnesium m. D 6

Foetor ex ore
        Caulophyllum D 3–6   (bei und nach der Periode)
        Cedron D 4–6
        Mercur D 6–12
        Barium mur. D 6, Castoreum D 4

Frigidität mit Depressionen und Apathie
        Psorinum D 30

Frost   KENT II/27   Kälte II/4
        Natrium sulf. D 6   (Natr. c., Natr. m.)
        Pulsatilla D 4–12
        Aristolochia D 3
        Sepia D 6–12
        Sulfur D 6–12, Kreosot. D 6
        Silicea D 6–12, Veratrum D 4

– am 1. Tag
        Natrium mur. D 6–12

Frösteln   KENT II/4   siehe auch bei Kälte
        Pulsatilla D 4–12
        (Sepia, Sulfur, Silicea, Magnes., Inula Helen.)

– nachts
        Lachesis D 12, 15

– im Rücken
        Castor equi D 6

Furunkel – Pusteln
Ammonium carb. D 6
Medorrhin D 30   (kleine i. Gesicht)

– verschlimmern sich
Ammonium carb. D 6–12
Füße kalt   KENT II/476
Fuß-Ödeme
Senecio aur. D 2–6
Fußschmerzen
Ammonium mur. D 6
Gaumen, brennender Schmerz am G.
Natrium sulf. D 6
Gehör schlecht
Kreosotum D 4–6
Genitale brennen und jucken am G.
Mercurius sol. D 6–12
Galaktorrhö
Cyclamen D 4–12, Mercur. sol. D 6–12
Gelenke und Muskeln   Wehegefühl
Cimicifuga D 4–12
gereizt und unzufrieden
Castoreum D 2–6
Geruch des Körpers, übel und geil
Stramonium D 6–12
Crocus D 4–12
Geschwätzigkeit, Singen und Beten
Stramonium D 6–12
Gliederschmerzen   KENT II/562
Glieder   Taubheit
Graphites D 6–12
Gürteldruck   unerträglich
Bovista D 6–12
Halsweh führt zu Aphonie
Calcium c. D 6–12
Gelsemium D 4–12   (vorher Migräne)
Hämorrhoiden   KENT III/630
Collinsonia D 3–6
Ammonium c. D 4, 6   blutend < bei Periode
(Aloe, Acid. muriat.)

Beschwerden bei der Periode

Harndrang

  Pulsatilla D 4–12

  (Aconit, Sulfur, Tarantula, Sepia, Sarsaparilla)

Harnfluß reichlich

  Ignatia D 6–12

  Gelsemium D 4–12

  (Hyoscyamus – konvulsivische Bewegungen, Lilium tigr.)

Harninkontinenz KENT III/676

Harnröhre brennen

  Natrium mur. D 6–12

Hautausschläge KENT III/753

  Dulcamara, Graphit., Nux mosch.

  Conium fleckiges Exanthem

Hautkrankheiten verschlimmern sich

  Eugenia jamb. D 6

Heiserkeit

  Graphites D 6–12 Husten, Schnupfen, Schweiße, morgens
   übel (vor und bei der Periode), Magnesium carb. D 6

Herpes labialis

  Euphorbium D 4–12 heftiges Brennen

  Mezereum D 6

  Rhus tox. D 4–12

  Tuberculin D 30 (evtl. als Zwischengabe bei Rezid.)

  Natrium mur. D 10–12

  Oenanthe croc. D 2–6

  Variolinum D 20

  Acid muriatic. D 6–12

Herzklopfen KENT II/225

  Cactus D 1, 2, 3

  Lithium carb. D 6

  Alumina D 6 (nächtliches Aufwachen)

  Spigelia D 4, Natrium mur. D 6–12, Phosphor D 6, Ignatia
   D 6, Calcium carb. D 6–12 Hitzewallungen zum Gesicht

Herzschmerzen

  Lithium carb. D 6

  Zincum D 6–12

Hitze

  Natrium muriat. D 6–12

– nachts bei unruhigem Schlaf
   Calcium carb. D 6–12

– Wallungen
   Natrium phos. D 6–12
   Calcium carb. D 6–12   Wall. zum Gesicht

– in der Vagina
   Kreosotum D 4, 6
   China D 4–12, Borax D 3, 4
Husten
   Graphites D 6–12   Schnupfen, Heiserkeit, Schweiße, morgens übel (vor und bei der Periode)
   Sulfur D 6–30, Phosphor im Beginn.

– trocken
   Zincum D 6–12
Hörstörungen
   Ferrum picrin. D 6
   Tanacetum D 1–6
Jucken der Beine
   Inula Helenium D 2–6
Kalte Luft und kalte Speisen verlangt, obwohl kalt
   Argent. nitr. D 6–12
Kälte der Hände   KENT II/471   siehe auch bei Frost
Kälte eisige, des Körpers   KENT II/164   s. auch bei Frost
   Silicea D 6–12
   Inula Hel. D 3–6   (Zähneklappern vor Kälte)
Kälte der Vulva
   Platin D 6–12
Knöchel – Ödeme
   Eupatorium perfol. D 4
Konvulsionen
   Nux vomica D 4, 6, 12
   Tarantula D 6–12
   Hyoscyamus D 6–12   konvuls. Bewegungen, Harnfluß
Kollapsneigung
   Moschus D 4
   Nux vomica D 4, 6
   Veratrum alb. D 4
   Trillium pendul. D 1–3

Beschwerden bei der Periode

Kokzygodynie vor und bei der Periode   KENT II/331
  Aurum D 6–12, Magn carb. kann nicht liegen
  Veratrum alb. D 4, Cicuta D 6–12 Zucken, Reißen

Kopfkongestion
  Glonoinum D 6

Kopfschmerz   KENT I/258   siehe auch Menstruations-Kopfweh
  Graphites D 6–12
  Caulophyllum D 3–6
  Kreosotum D 6
  Cimicifuga D 4–12
  Rhododendron D 3   mit Fieber
  Sepia D 6–12   bei und nach der Periode
  Asarum D 4–6   vor und bei der Periode
  Cyclamen D 6–12   mit Sehstörungen
  Gelsemium D 4–12
  Kalium bichrom. D 6

–   –   < bei Periode
  Cocculus D 6, Kalium arsen. D 6, Crocus D 6   pulsierend

Kopf schwer
  Magnesium carb. D 6–12

Krämpfe, Anfälle
  Causticum D 4–12

– Beine
  Phosphor D 6–12

– Unterschenkel
  Gelsemium D 4–12
  Graphites D 6–12

– Finger
  Cuprum D 4

– Waden
  Cuprum D 4
  Cimicifuga D 4–12
  Veratrum alb. D 4
  Phosphor D 6–12

– Bauch, Uterus   siehe bei Dysmenorrhö S. 132

– Fußsohlen, Zehen
  Sulfur D 6–12

162

Kreuzschmerzen   KENT II/343
  Ferrum phos. D 6   alle 10' (Magn. ph., Kal. ph.)
Kritisch, besonders
  Ignatia D 6–30
Laune schlecht
  Causticum, Chamomilla, Magnesium mur.
Leberschmerz
  Acid. phosphor. D 3–12
Leib aufgebläht
  Kalium phos. D 6
Leistengegend   Schmerzen   KENT III/561
  Borax D 3–6
Lendenschmerz
  Sabina D 4, 6
  (Magnes. mur., Calcium phos., Hamamelis, Chamomilla)
Luftabgang aus der Vagina
  Bromum, Kreosotum, Niccolum
Lumbosakralschmerz
  Borax D 3–6
Magen Leere
  Tabacum D 6, Kalium ph. D 6, Spongia D 4

– Schmerzen   KENT III/493, 503, 507, 509, 511
  Copaiva D 2–6
  Borax D 3–6   mit Übelkeit

– Völle nach dem Essen
  Kalium ph., Kalium c., Ammonium c.
  Argentum nitr. D 6–12   (bei Beginn der Periode)
  Sarsaparilla D 6

– spastisch und Mattigkeit
  Ignatia D 6–12
Meteorismus
  Cocculus D 6
Mord- und Suizid-Impulse
  Mercurius sol. D 12–30
Müdigkeit
  Aristolochia D 3–12

Beschwerden bei der Periode
Mundgeruch
        Caulophyllum D 4–6
        Mercur D 6–12,
        Barium m. D 6–12
Muskeln und Gelenke   Wehegefühl
        Cimicifuga D 4–12
Muskelkrämpfe
        Cimicifuga D 4–12   siehe auch bei Krämpfe
        Hyoscyamus D 6–12,
        Ignatia D 6–12
Nabelschmerz
        Ammon. mur. D 6
Nachtschweiße   KENT II/67
        Asarum, Belladonna, Kalium c., Sulfur, Veratrum alb.
Nasenbluten
        Sepia D 6–12
        Pulsatilla D 4–12, Ambra D 3
        (Natrium sulf., Sulfur, Aconit, Barium c., Phosphor)

–   bei Beginn der Periode
        Bryonia D 4–12
Nesselsucht   s. Urticaria
Nervenschmerzen
        Cimicifuga D 4–12
Neuralgien   verschlimmert
        Magnesium carb. D 6–12
Nervosität
        Crocus D 6–12
        (Cimicifuga, Coffea, Platin., Nux vomica, Chamomilla, Ma-
        gnesium m.)
Nymphomanie
        Platin D 6–200
        Stramonium D 6–12
        Secale D 6–12
Obstipation   KENT III/617
        Graphites D 6–30
        Kalium carb. D 4–30, mit Kreuzschmerzen
        Silicea D 4–30
        (Apis, Natrium mur., Nux vom.)

Obszöne Reden
>Hyoscyamus D 12–30
Ödeme
>Kalium carb. D 4–12, Lac can. D 12–15
Ohnmacht KENT I/431 bewußtlos KENT I/19
>Ammonium carb. D 6
>Veratrum alb. D 4, Lachesis D 12–30
Ohrgeräusche KENT III/121
>Ferrum, Petroleum, Veratrum alb.
Oligurie
>Natrium mur. D 6–12
Orgasmus
>Mercurialis per. D 4–12
Ovarialgie KENT III/790
>Lachesis D 12, 15 (links)
>Palladium D 6–12 (rechts) vor, bei, nach P.
>Lilium tigr. D 6–12 (links)
>Ustilago D 4 in der Gegend des linken Ovars, jäher Schmerz, Benommenheit
>Argentum nitr. D 6–12 (links)
>Thuja D 4–12 (links)
>Zincum D 6–12 (links)
>Platin D 6–12
>Phosphor D 6–12
Pickel am äußeren Genitale KENT III/753
Pollakisurie s. Wasserlassen häufig
Prolaps KENT III/777
>Sepia D 6, Pulsatilla D 4

– Gefühl
>Secale D 6–12
Pruritus vaginae
>Conium D 6–30

– vulvae
>Kalium carb. D 4–30
>Agaricus D 6–12
>(Conium, Ambra, Calcium carb., Petroleum, Kalium bichr., Silicea, Kreosot, Lycopodium, Mercurialis p., Hepar s., Graphites, Phosphor)

Beschwerden bei der Periode

Pruritus universalis
   Kalium carb. D 4– 30, Calcium c. D 6
Pubes wund
   Bovista D 6–12
Pusteln, Furunkel
   Ammonium carb. D 6
Reizbar, wortkarg
   Eupyon D 6
   Magnesium mur. D 6–12
   Nux vom. D 6–12 vor und bei der Periode
   Chamomilla D 6–30
Rektum-Tenesmen
   Castor equi D 3–6
   Nux vomica D 6–30
Rheuma
   Ammonium carb. D 4–12
   Caulophyllum D 3 Schmerzen < vor und bei P.
Rhinitis
   Graphites D 6–12 Husten, Heiserkeit, Schweiße, morgens
    übel
   Kalium carb., Magnes. carb., Ammonium c. et mur., Alumina
Ruhelosigkeit KENT I/85
   Kalium phos. D 6
Salivation siehe Speichelfluß
Schlaflosigkeit
   Coffea D 6–30, Senecio aur. D 4–12
   Agaricus D 6–12
Schmerzhaftigkeit des Anus
   Acid. muriatic. D 4–6
Schmerz an den Ovarien siehe Ovarialgie

– brennend in der Ovarialgegend
   Kalium nitric. D 6–12

– unter dem Skapulawinkel
   Chelidonium D 6
Schnupfen s. Rhinitis
Schwäche, große KENT I/445
   Cocculus D 6–12
   Carbo anim. D 6–12

Helonias d. D 6
China D 4–12
Arsenicum alb. D 6–12
Aletris f. D 4–12
Sepia D 6–12   Schwäche besser bei P.
(Jod, Veratrum alb., Alumina, Murex)
Schenkel, zwischen den Sch. Reizung
Graphites D 6–12   schmerzhaft
Kalium carb. D 4–12   juckend
Schweiß   KENT II/71
Veratrum alb. D 4, 6
Graphites D 6–12   Rhinitis, Husten, Heiserkeit
Hyoscyamus D 6–12
(Sepia, Phosphor, Causticum, Magnes. mur.)
Schweiß, kalt
Castor equi D 6
Sarsaparilla D 6, Secale D 6

– stark riechend
Stramonium D 6–12
Tellur D 6–12

– nachts   KENT II/67
Sepia D 6–12
(Asarum, Belladonna, Kalium c., Sulfur)
Schwellung um die Augen
Phosphor D 6–12

– der Vulva und sex. Erregung
Cantharis D 6

– Gefühl der Sch.
Palladium D 12   vor, bei, nach der P.
Schwerhörigkeit
Calcium carb., Magnesium mur., Kreosot
Schwindel
Calcium carb. D 6–12   erkältet, feuchte Füße, Zahnschmerzen
Cocculus D 6
(Pulsatilla, Sepia, Nux vom. [morgens], Veratrum alb., Magnesium m., Kalium bichr., Symphoricarp. < durch Bewegung)

Beschwerden bei der Periode

Sehstörungen   KENT III/73

   Gelsemium D 4–12   Doppeltsehen   siehe auch bei Blind-
   heit

   Cyclamen D 6–12

   Sepia D 6–12

Singen, Beten, Geschwätzigkeit

   Stramonium D 6–30

Singultus

   Cimicifuga D 4–12

   Viburnum prun. D 2–4   heftig, schmerzhaft

Sexuelles Verlangen gesteigert   KLUNKER III/605

   Lycopodium D 6–30

   Platin D 6–200

   Origanum D 6, 8

   Hyoscyamus D 6–12

   Pulsatilla D 4–12

   (Cantharis, Lachesis, Murex, Caladium seg., Crocus, Sabina,
   Graphites, Salix nigr., Moschus, Veratrum alb., Asterias r.,
   Dulcamara, Mercurialis bis zum Orgasmus, Kalium brom.)

Somnolenz

   Nux moschata D 4–6–12

Speichelfluß   KENT III/207

   Mercurius s. D 6–12

   Pulsatilla D 4–12

   Nux mosch. D 4–6

   (Agaricus, Magnesium c., Pulex D 12–30)

Spasmen

   Cimicifuga D 4, 6   siehe auch bei Krämpfe

   Platin D 6–12

Steißbeinschmerzen   s. Kokzygodynie

Stimme schwach

   Plumbum D 12

Stimmverlust   s. Aphonie

Strabismus

   Cyclamen D 12

Stuhldrang   häufig

   Calcium carb. D 12, Mangan D 6–12

Stuhl   hart   KENT III/695

Taubheit in den Beinen
>> Pulsatilla D 4–12, Graphit D 6–12

Traurigkeit
>> Sepia D 6–12
>> Natrium mur. D 6–30   vor und bei der Periode

Übelkeit   KENT III/479
>> Ichthyol D 2
>> Graphites D 6–12   morgens übel, Schnupfen, Husten, Heiserkeit, Schweiße
>> (Pulsatilla, Nux vom., Ipecacuanha, Calcium c., Kalium c./ph., Lycopodium, Colchicum, Symphoricarpus > Rükkenlage)

Unruhe   BARTHEL I/853, KENT I/85
>> Pulsatilla, Cyclamen, Sepia, Calcium c., Rhus tox., Chamomilla, Coffea, Nux vom., Stramonium

– in den Beinen
>> Lac canin. D 12

– in den Füßen
>> Zincum D 6–30, Thuja D 4–30

Unterschenkelödeme
>> Sulfur D 12

Unzufrieden, gereizt
>> Castoreum D 2–6   Dysmenorrhö, Periode verfrüht, wenige Tropfen

Urinmenge vermindert
>> Natrium mur. D 6–12

Urticaria
>> Dulcamara D 4–6
>> Apis D 4, 6
>> Pulsatilla, Belladonna, Kalium c., Secale

Uterus-Prolaps   KENT III/775

Vagina, Kälte in der V.
>> Platin D 6–30

– Trockenheitsgefühl
>> Graphites D 6–12

– geschwollen   KENT III/754
>> Cantharis D 6   mit sex. Erregung

Beschwerden bei der Periode
Venenschmerzen in den Beinen
> Millefolium D 4

Venöse Stase
> Pulsatilla D 4   vor und bei der Periode

Vollheitsgefühl
> Glonoin D 6

Vulva überempfindlich
> Coffea D 6–30   Staphisagria D 4–12
> Lachesis D 12, 15

Vulvitis
> Kreosot D 4, 6,   Calcium carb.   starkes Brennen

Wadenkrämpfe   (siehe Krämpfe)
> Cimicifuga D 4

Weinen   KENT I/146
> Pulsatilla, Ignatia, Natrium mur., Sepia, Phosphor, Platin, Zincum, Conium

Wundheit des äußeren Genitale   KENT III/754
> Bovista D 4, 6, Graphit D 6–12, Sulfur D 12, Ammonium c. D 6–12, Sarsaparilla D 6

Wundsein innerliches (Gefühl) und Dysmenorrhö
> Ammonium carb. D 3–6

Wasserlassen häufig
> Viburnum D 2–4
> Medorrhinum D 30

Wortkarg, reizbar
> Eupyon D 6

Zahnfleischbluten
> Cedron D 3

Zahnschmerzen   KENT III/233
> Magnesium carb. D 4–12   vor und bei der Periode
> Staphisagria D 4–30
> Ammonium carb. D 6
> Pulsatilla D 4–6   im Beginn
> Cedron D 2   nachts
> Natrium mur. D 6–12   im Beginn
> (Barium c., Antimon c., Sepia, Calcium c. erkältet, Schwindel, feuchte Hände)

Zähne wie stumpf
> Mercur. sol. D 12

- klappern vor Kälte
    Inula Helenium D 3–6
Zahnfleischschwellung
    Acid. nitric. D 6
Zittern   KENT I/456
    Hyoscyamus D 6–12   der Extremitäten
    Artemisia D 4, 6   lokal und generalisiert
    (Graphites D 6–12, Natrium mur. D 6–12, Calcium phos.
        D 6–12, Ac. nitricum D 6)
- der Hände
    Agaricus D 6, Zincum D 6–30, Hyoscyamus D 6
- der Beine
    Agaricus, Hyoscyamus, Graphites, Magnesium c., Causticum
- der Füße
    Hyoscyamus, Zincum
Zunge sauber (übrige Zeit belegt)
    Sepia D 6–12   und nach der P.

Beschwerden nach der Periode

Alles besser nach der Periode
   Lachesis D 12, 15 bei und nach der Periode
   Cimicifuga D 4–12 < bei Periode
   Cyclamen D 12, Pulsatilla D 4–30 Rheuma >
Alles schlimmer nach der Periode KENT I/512
   Natrium mur. D 6–30
   Chininum arsenic. D 6–12
   Aletris D 2–4
   Kreosotum D 6 (Schmerz)
   Sepia D 6–12
   Graphites D 8–12
   Aristolochia D 3–12 vor und nach der Periode
   (Kalium c., Nux vom., Lilium tigr., Lachesis, Borax)
Alte Beschwerden kommen wieder (während der Periode weg)
   Zincum D 3–30
Alte Symptome sind verschlimmert
   Nux vomica D 6–30
Angst KENT I/8
   Phosphor, Agaricus, Secale
Atemnot KENT III/340
   Pulsatilla, Natrium mur., Ferrum
Ausschlag
   Kreosot D 4, 6
Bauch empfindlich
   Cyclamen, Lilium t., Palladium, Chamomilla
Bauchschmerzen KENT III/557 und 546
Brennen und Jucken der Vulva
   Calcium carb. D 6–12 vor und nach der Periode
Brennender Schmerz im Ovarialgebiet
   Zincum D 6–12
Brüste geschwollen, Milchsekretion
   Cyclamen D 6–12
Brustschmerzen s. Kap. Mamma, S. 263 KENT II/255, 288
   Cimicifuga D 4–12
Depression KENT I/92
Diarrhö KENT III/609
   Pulsatilla D 4–12
   Graphites D 6–12

(Lachesis, Natrium m., Arsenic. alb., Bovista, Magnesium
    mur., Tuberculin)
Eierstockschmerzen
    Lachesis D 12, 15
    Zincum D 6–12
Erbrechen   KENT III/457
    Croton tigl. D 6–12
Exanthem
    Kreosot D 4, 6
Flatulenz   KENT III/528
Fluor   KENT III/761
    Calcium c. D 6–12
    Calcium phos. D 6–12
    Borax D 3–6   kleisterartig
    Pulsatilla, Platin, Bovista scharf, dick, zäh, grünlich

– albus vermehrt
    Niccolum D 12

– bräunlich, blutig, stinkend, scharf
    Bursa past. D 6

– blutig
    Carbo veget. D 6

– – scharf, jauchig
    Kreosotum D 4–6, Urtica D 6

– eiweißartig
    Palladium D 12 und vor der P.

– reichlich, dunkel, scharf
    Eupion D 4–6

– vermehrt, führt zu Pruritus vulvae
    Hydrastis D 6–12   lange Fäden aus dem MM
Foetor ex ore
    Caulophyllum D 4–12   bei und nach der Periode
Frigidität
    Causticum D 6–12
    Phosphor D 6–12
    (Sepia, Berberis, Kalium c., Natrium m., Acid. sulfuric.)

Beschwerden nach der Periode
Frost, Frieren, Kälte
     Pulsatilla D 4–12
     Nux vom. D 6–12
     (Phosphor, Natrium m., Juglans reg., Graphites)
Geistige Erschöpfung
     Alumina D 6–12
Herzstörungen
     Naja D 12, 15
Jucken und Brennen der Vulva   (s. Pruritus)
     Calcium carb. D 6–12   vor und nach der Periode
Hämorrhoiden
     Cocculus D 6
Kältegefühl in den Oberschenkeln   siehe auch bei Frost
     Colchicum D 4–12
     Collinsonia D 2–4
Koitus ungern
     Phosphor D 6–12
     Causticum D 4–12
     (Acid. sulfuric., Berb., Sep., Natr. m., Kal. c.)
Kopfschmerzen
     Crocus D 4–12
     Lachesis D 12, 15
     Pulsatilla D 4–12
     Lilium tigr. D 6–12
     Natrium mur. D 6–12   pulsierend, Augenschmerzen
     Sepia D 6–12   bei und nach der Periode
Kreuzschmerzen   < nach Periode
     Aranea diad. D 4–12
Libido erhöht
     Medorrhinum D 30
     Calcium phos. D 6–12, Kalium ph.   4 Tage nach P.
Magen – Krämpfe
     Belladonna D 4–12, Borax D 3–6

– Schmerzen
     Belladonna D 4–12, Natrium phos. D 6–12
Nasenbluten
     Sulfur D 6–12

Obstipation   KENT III/617
    Graphites D 6–12, Lac canin. D 12
Ohrgeräusche
    China D 4–12, Ferrum D 6, Kreosot. D 4–6
Ovarialgie
    Lachesis D 12
    Zincum D 6–12
Prolaps
    Aurum, Agaricus, Ipecacuanha, Kreosot.
Pruritus

– vaginae
    Kreosot D 4, 6
    Causticum D 4–12

– vulvae   KENT III/756
    Acid. nitric. D 6–12
    Tarantula hisp. D 6–12   trocken, heiß, juckend
    Natrium mur. D 6–12

– – und Brennen
    Calcium carb. D 6–12   vor und nach der Periode
Schmerzen < nach der Periode
    Kreosotum D 6
Schwäche   KENT I/455
    Arsen alb. D 6–12
    Cocculus D 6   (bei und nach der Periode)
    Veratrum alb. D 4
    Aletris D 3–6
    China D 4–12
    (Carbo an., Ferrum, Graphites, Alumina, Phosphor, Kalium
      c., Stannum – bei und nach der Periode, Cimicifuga, Ipeca-
      cuanha)
Schwellungsgefühl allgemein   Palladium D 12
Sexuelles Verlangen erhöht   KENT III/776, KLUNKER III/605

Beschwerden nach der Periode
Übelkeit
   Chininum sulf. D 6–12
Unterleib aufgetrieben
   Pulsatilla D 4–12 vor, bei, nach der P.
   Calcium phosph. D 6–12, Kalium ph. D 6
   Medorrhinum D 30
   Acid. sulfuric. D 6–12
Speichelfluß
   Cedron D 3
Unterleibsschmerzen
   Merucurialis per. D 4–6
Uterus Prolaps s. Prolaps
Vagina trocken
   Sepia, Natrium mur., Lycopodium, Berberis
Weinen KENT I/146
   Phosphor, Lycopodium, Conium, Alumina, Stramonium
Zittern
   China D 4–30
Zunge wieder belegt (bei P. rein)
   Sepia D 6–12

Sexualität

(KENT III/775, VOISIN, KLUNKER III/601)
GALLAVARDIN: „Homöopathische Beeinflussung von
Charakter, Trunksucht und Sexualität". Karl F. Haug Verlag

Die Erfolge der homöopathischen Behandlung bei Störungen der
Sexualität sind im allgemeinen recht gut, man muß aber meist die
Behandlung längere Zeit weiterführen; insbesondere nach Schäden
durch die Antibaby-Pille ist ein rascher Erfolg nicht zu erwarten.
Zur allgemeinen Stärkung der Sexualorgane wird Cydonia vulg. D 1
empfohlen.

Frigidität

Sepia D 10–12   Abneigung gegen Koitus
Natr. muriaticum D 10–30   Abneigung gegen Koitus
Pulsatilla D 4–30   Abneigung gegen Männer
Sabadilla D 6   Abneigung gegen sexuelle Reize
Oestro-Gesta-comb. D 30   Frigidität durch Antibaby-Pille,
   Injektion alle 14 Tage (Staufen-Pharma, Göppingen)

Weitere Mittel

Graphites D 10–12
Ignatia D 6–30
Agnus castus D 4   Abscheu vor Koitus
Phosphor D 30
Psorinum D 15–30   Libido-Verlust
Lycopodium D 4–6
Ferrum D 6–12   Orgasmus fehlt (Anacardium)
Natr. phos. D 6–12   mit saurem Sekret aus der Vagina
Kalium brom. D 6   Abneigung gegen Koitus
Cantharis D 6
Damiana D 1, 2   Dysmenorrhö, Fluor, genitales Tonikum
Nepenthes distill. D 4–12
Natrium carb. D 6–12   Erschlaffung der Vagina, Sperma läuft aus
(Akupunktur N 7 Gold)

Sexualtrieb vermindert   KLUNKER III/601

Sepia D 10–12   Abneigung gegen Koitus
Natrium mur. D 10–30   (Schmerz bei Koitus und Widerwil-
   le dagegen)
Graphites D 10–12
Helonias D 4
Agnus castus D 4

Weitere Mittel

Causticum D 6
Acid. phosphor. D 3–6
Lycopodium D 4–6
Espeletia D 3–4   (auch vermehrt)
Sabal Ø–D 2 Periode verspätet mit Krämpfen, sexuelle und allgemeine Schwäche
Yohimbin D 2   10
Kreosot. D 4, 6 Schmerz bei Koitus und Widerwille dagegen
Onosmodium D 3–12 Libido vermindert (Schmerzen im Uterus)
Sarothamnus D 4–6 (= Spartium) Libido vermindert. Periode spät, stark, lang
Ferrum D 6–12
Hepar sulf. D 6
Camphora D 6
Berberis D 4–6
Rauwolfia D 12   mit Hypotonie
Ginseng D 2–12 sex. Tonikum

Sexuell genant
Tuberculin D 30
Pulsatilla D 4–30

Sexuell sehr vorsichtig
Pulsatilla D 4–30

Abneigung gegen Männer
Pulsatilla D 6–30
Ammonium carb. D 6, Tuberculin D 30

Abneigung gegen Heirat
Pulsatilla D 6–30
Lachesis D 12–30

Sexuelles Verlangen hat plötzlich aufgehört
Apis D 4–6, Conium D 6–30

Sexualtrieb vermehrt siehe auch „sexuell erregt" Verlangen nach Koitus KLUNKER III/602
Origanum D 6–8 Erotomanie, erregt durch jede Berührung
Nux vomica D 6–12
Lilium tigrinum D 3–6
Platin D 6–30, Pulsatilla D 4–30

Weitere Mittel

Acid. fluor. D 12 bei Greisen und Kranken (Tuberkulose)
Acid. nitricum D 6–12 heftiges Verlangen
Ambra D 3, 4 sex. übererregbar
Anacardium D 4–12 heftiges Verlangen
Anatherum D 6 vermehrt durch Koitus
Antimonium crud. D 4–6

178

Arsenic. alb. D 6–12
Asterias D 12   mit nervöser Unruhe
Bufo rana D 6–12   verwahrloste Jugendliche, dumm und geil
Calcium carb./phos. D 6–12
Cantharis D 6–12
Causticum D 6   bei Trunkenheit
China D 4–12
Crocus D 6–12
Hyoscyamus D 6–12   erregt
Kalium brom. D 4–6
Lachesis D 12–30
Medorrhin D 30   Libido erhöht nach der Periode
Murex D 3–6   jede Berührung erregt, bei Uterusblutung
Phosphor. D 6–12
Sabina D 4–12   heftiges Verlangen
Silicea D 4–12   heftiges Verlangen
Stramonium D 12   unanständig, schamlos, geil < vor der Periode
Tarantula D 6–30   bis zur Nymphomanie
Zincum D 12   heftiges Verlangen
(Caladium s., Espeletia, Gelsemium, Opium, Paris quadr., Raphanus, Sabal
ser., Strontium carb., Salix n.   wollüstige Gedanken, Reizbarkeit des
Genitales, Staphisagria D 4–30   heftiges Verlangen, den ganzen Tag mit
sex. Gedanken beschäftigt, Xerophyllum D 12–30   mit Ovar- und
Uterusschmerz sowie Fluor

Sexualtrieb gesteigert
– bei Jungfrauen
     Platin D 6–30
     Conium D 6

– bei kleinen Mädchen
     Platin D 6–30, Origanum D 8

– in der Gravidität   KLUNKER III/606
     Pulsatilla, Phosphor, Platin, Zincum

– in der Menopause
     Murex D 6, Lachesis D 12, Mancinella D 12

– im Wochenbett   s. Kap. Geburt – Wochenbett

– im Klimakterium
     Acid. sulfuric. D 6–12

– nach Liebesenttäuschung
     Veratrum alb. D 4–6

– mit Fluor
     Origanum D 8, Ignatia D 12–30, Pulsatilla D 4–30

– mit Juckreiz
     Caladium, Cantharis, Hydrastis

179

- treibt zur Masturbation
    Origanum, Zincum, Phosphor, Platin, Nux vom. Gelsemium
- bei Witwen
    Apis D 4–6
    Origanum D 6–8, Lycopodium D 12
- bei alten Frauen
    Moschus D 3–6, Apis D 4–30
- bei Periode
    Lycopodium D 6–12
    (Pulsatilla D 4–12, Caladium, Origanum, Platin, Moschus,
        Veratrum, Cantharis, Hyoscyamus, Lachesis, Salix nigra,
        Murex, Mercur. per. bis zum Orgasmus)
- bei Kopfschmerzen
    Sepia D 6–12
- mit unfreiwilligem Orgasmus
    Platin D 6–30
    (Lilium tigrinum, Argentum nitr., Calcium carbonicum, Nux
        vomica, Arsenic. alb., Opium, Mercur. per.)
- unersättliches Verlangen   KLUNKER III/607
    Platin, Lachesis, Calcium ph., Sabina

Sexuelle Erregung   siehe auch Sexualtrieb vermehrt
    Coffea D 4–30
    Aloe D 4–6
    Staphisagria D 4–30   nachts ruhelos bei nicht befriedigtem
        Geschlechtstrieb
    Salix Ø, 20–30 Tropfen
    Sepia D 6–12, Coffea D 6–30
    Tarantula hi. D 12–30   hochgradig
    Stramonium D 6–30   Geilheit, unanständig, schamlos,
        < vor der Periode
    (Dioscorea D 6, Antimonium crudum, D 4–6, Gaultheria
        D 2, Hydrastis D 4, Moschus D 3, Hyoscyamus D 6–30,
        Medorrhinum D 30, Calcium ph. D 6 < vor der Periode,
        Raphanus D 6–30, China D 6–30, Carboneum sulf.
        D 6–12)
- beim Stillen
    Calcium phosphoricum D 6–12
    Sedum acre   sex. Reizbarkeit

Fluor durch sexuelle Erregung
> Pulsatilla D 4–12
> Origanum D 6
> Platin D 6–30
> Veratrum alb. D 4–6
> Cantharis D 4–6

Sexuelle Erregung

– *verschlimmert andere Beschwerden*
> Lilium tigr. D 6, 12   (Bufo D 6, 12)

– aber Abneigung gegen Koitus
> Cannabis sat. D 6
> Phosphor D 6–12

– im Halbschlaf
> Kalium brom. D 6–12   sonst frigide

– durch Reiben der Schenkel beim Gehen
> Lac canin. D 12–30

– durch Koitus nicht beseitigt
> Asterias D 12

– durch jede Körperbewegung
> Strychnin. D 6–12

– durch jede Berührung
> Origanum, Murex, Phosphor, Lac can., Strychnin, Zincum

– durch Alkohol
> Cantharis D 6
> Causticum D 4–6
> China D 4–12

– bei fließendem Wasser
> Lyssinum D 12–30

– bei glänzendem Licht
> Lyssinum D 12–30

– mit Krämpfen
> Bufo D 12

– mit wollüstigen Träumen
> Salix D 6

– mit schamlosen Reden, Umarmungen
> Stramonium D 12–30   Exhibitionismus

- mit Kitzeln in der Genitalgegend
  Moschus D 3–12
- mit Uterusspasmen
  Xerophyllum D 6, Cannabis ind. D 6–12
- mit Zittern
  Graphites D 6–12
- bei Pruritus vulvae et vaginae
  Kreosotum D 4–6   vermehrt nach Urinieren
- < durch Koitus
  Anatherum D 6
- durch Kratzen des Armes
  Stannum D 3–6

Nymphomanie
  Murex D 3–6
  Platin D 6–30
  (Calcium phos., Cantharis, Hyoscyamus, Stramonium, La-
  chesis, Tarantula hispanic. D 12–30, Acidum fluoricum,
  Gratiola D 4–6, Robinia D 6, Salix Ø, Origanum D 8,
  Barium mur. D 6–12, Raphanus D 6–30)

sexuelle Zwangsideen
  Lilium tigr. D 6–12

Seuxal-Neurosen
  Arsen. alb. LM XII, D 30

sexuelle Neurasthenie
  Onosmodium D 30

Krämpfe durch sex. Überreizung
  Platin D 6–30

Akne durch sex. Exzesse
  Calcium c., Ac. Phosphor., Kalium brom., Thuja, Aurum,
  Sepia, Rhus tox.

Folgen von sex. Abusus
  Ac. Fluor. D 12

Libido wechselnd gesteigert – vermindert
  Espeletia D 3–4

Schamlos
  Hyoscyamus D 6–30

Phosphor D 6–30
Belladonna D 6–30
Bufo D 6–12

Neigung zur Masturbation
Origanum D 8
Caladium Seguinum D 3–6
Platin D 6–30
(Gelsemium, Lachesis, Gratiola, Tuberculin, Phosphor, Nux
vom., Ambra, Lilium tigr., Zincum, Raphanus, Ustilago)

mehr Hang zur Onanie   als zum Koitus
Staphisagria D 6–30

Onanie

–   *bei jungen Mädchen*
Origanum D 8   (jeden 2. Tag 5 Tropfen)
(Murex, Caladium, Bufo, Staphisagria, Hyoscyamus)

–   bei Kindern
Origanum D 8   (siehe oben)
Phosphor D 6–12

–   Folgen von O.
Bellis D 3–6   (Beckenorgane), Bufo D 6

–   nach O. Erotomanie
Salix nigr. D 6
lesbische Frauen
Platin D 6–30
Calcium carb. D 6–30
gern ganz entblößt
Stramonium D 6–30
gern teilweise entblößt
Hyoscyamus D 6–12
Phosphor D 6–12
unfähig, enthaltsam zu leben
Causticum D 6
(„Junge Mädchen werden von dem Verlangen zur Ehe ver-
zehrt.“; [GALLAVARDIN])
Folgen von unterdrückter Libido
Conium D 6–30

Pervers
　　　　Agnus cast. D 2–6
　　　　Platin D 6–30

Satyriasis
　　　　Lyssinum D 20, Barium m. D 6–12, Cannabis ind. D 6

Bestialität, Amoralität
　　　　Bufo D 6–12

Orgasmus
– nachts
　　　　Argentum nitr. D 6

– bei Periode
　　　　Mercurialis per. D 6

– leicht
　　　　Stannum D 4–12

– verzögert
　　　　Berberis D 4–6　　(Bromum D 6)

– häufig
　　　　Lachesis D 12, Stannum D 6, Ambra D 3–4

– fehlt
　　　　Bromum D 6
　　　　(Caladium, Kalium brom. D 6–12, Ferrum, Natrium mur.,
　　　　Lycopodium, Phosphor, Causticum, Medorrhinum, Sul-
　　　　fur)

– fehlt, Libido fehlt
　　　　Sepia D 6–12
　　　　Graphites D 10–12

– Befriedigung fehlt
　　　　Sepia D 6–12
　　　　Natr. muriaticum D 6–12
　　　　Graphites D 10–12
　　　　(Phosphor, Causticum, Berberis, Ferrum)

– Ausbleiben führt zu Depression
　　　　Berberis D 4–12

– ohne Lustgefühl　　KLUNKER III/461
　　　　Graphites, Sepia, Natrium mur., Ferrum (Causticum, Lyco-
　　　　podium, Phosphor, Medorrhin, Brom, Berberis, Sulfur)

Orgasmus schmerzhaft   KLUNKER III/462
    Natrium mur., Sepia, Ferrum, Sabina, Platin, Staphisagria,
    Argent. nitr., Lyssinum

Sexuelle Enthaltsamkeit führt zu Beschwerden
    Platin D 6–200, Lilium tigrinum D 6–12, Berberis D 4,
    Pulsatilla D 4–200, Apis D 4, Calcium c. D 6–200
    Onosmodium D 30   unterdrücktes Sex-Leben

Koitus

KENT III/775 und I/495, KLUNKER III/460

Erstickungsgefühl bei Erregung zum Koitus
    Moschus D 3
Angst beim Gedanken an Koitus
    Kreosotum D 6
Angst durch lange Enthaltsamkeit
    Conium D 6–30
Drang zum Koitus durch Reizung in der Urethra
    Anagallis D 2–6

Abneigung gegen Koitus KENT III/775, KLUNKER III/460
    Natrium muriaticum D 6–30   (Trockenheit, Schmerzen)
    Sepia D 6–30   (Trockenheit, Schmerzen)
    Graphites D 10–12

Weitere Mittel
    Agnus castus D 2–6   Abscheu
    Ammonium carb. D 6   frostige, fette, indolente Frauen mit scharfem Fluor
    Causticum D 4–6
    Clematis D 3–4
    Lachesis D 12–30
    Kalium bromatum D 4–6
    Phosphorus D 6–30
    Rhododendron D 3
    Medorrhinum D 15–30
    Psorinum D 15–30
    Barium carb. D 6–12

Abneigung gegen Koitus
– – – nach den Menses   s. dort

– – – durch Menses
    Sepia D 6–12

– – – in der Menopause
    Conium D 6–30

– – – seit der letzten Geburt
    Lyssinum D 20

– – – bei Anämischen
    Natrium mur. D 6–12

– – – durch moralische (religiöse) Hemmungen
    Pulsatilla D 6–30

\- \- \- obwohl sexuell erregt
Cannabis sat. D 6
Phosphor D 6–12

Vor Koitus   Ovarialgie
Platin D 6–30   und nach K.

Bei Koitus

\- Afterkrampf
Causticum

\- Schmerzen in der Vagina   KENT III/793
Berberis D 4–6, Sepia D 6–12, Platin D 6–12
Natrium mur. D 6–12, Staphisagria D 4–30
(Thuja D 4–12, Lycopodium D 6–12, Apis D 4–6, Lyssinum
D 20, Argentum nitr. D 6, Belladonna D 4–12, Ferrum
D 4–12, Sabina D 4–12, Kreosotum D 4–6)

\- schneidender Schmerz
Berberis D 4–6
Platin D 6–12
Lyssinum D 30   trockene Vagina

\- Schmerzen in der Vagina wegen Trockenheit
Sepia, Natrium mur., Ferrum

\- Uterus-Schmerz
Ferrum phosph. D 6
Hepar. sulf. D 6
Mercurius corrosivus D 6

\- Schweiß
Ambra D 3, 4

\- Uterus empfindlich
Pulsatilla D 4–12
Sepia D 6–12

\- Ohnmacht
Platin D 6–30
Murex D 3–6
Origanum D 8

\- Beklemmung
Staphisagria D 4–12   und nach K.

\- Herzklopfen   KENT II/223
Phosphor D 6–12, Viscum alb. D 4–12

187

- hysterische Anfälle
    Pulsatilla D 4–30
- fehlender Genuß
    Anacardium D 4–30
- Perversität, Anomalität
    Bufo D 6

Nach Koitus
- Asthma
    Asa foetida D 4
- Angst
    Sepia D 6–12
- Beklemmung
    Staphisagria D 4–30   und bei K.
- Blasenbeschwerden
    Staphisagria D 4–30, Cepa D 4–6   Schmerzen
- erschöpft, zerschlagen
    Silicea D 6–12
- Schweiß
    Sepia D 6–12, Graphites D 10–12
    (Calc. carb., Agaricus, China, Natr. carb., Selen, Eugenia)
- Erbrechen
    Moschus D 3–6
- Fieber
    Graphites D 6–12, Nux vom. D 6–12
- Fluor
    Sepia D 6–12, Natrium carb. D 6–12
- Frösteln
    Natr. muriaticum D 6–12
- Depression
    Kalium bromatum D 6
- Gliederschmerzen
    Silicea D 6–12, Tuberculin D 30
- Herzklopfen
    Sepia D 6, Ammonium c. D 6, Digitalis D 6
- Herzschmerzen
    Digitalis D 2–4

- Kitzelreiz in der Vagina
    Platin D 6–30
- Uterus schmerzhaft
    Platin D 6–30
    (Apis, Staphisagria)
- Blutung (Kontaktblutung, lokale Ursache?)
    Argentum nitr. D 6
    Acid. nitr. D 6
    Sepia D 6
    Kreosotum D 4–6
- Lumborenale Schmerzen
    Cannabis ind. D 4–12
- Ovarialgie   KENT III/790
    Platin D 6–30   und vor Koitus
- Pruritus cutaneus
    Agaricus D 6
- Pruritus vaginae
    Agaricus D 6, Acid. nitricum D 6
- Ruhelosigkeit
    Calcium c., Sepia, Staphisagria, Petroleum, Mezereum
- Kopfschmerzen dumpfe
    Acid. phosph. D 6
- sexuelles Verlangen gesteigert
    Anatherum D 6
- unbefriedigt   KENT III/775
- Zittern der Beine
    Calcium carb. D 6–12
- Schwindel
    Sepia, Ac. phosphor.
Beschwerden > durch Koitus
    Conium D 6–30
    Mercurius D 6–12
Beschwerden < durch Koitus   KENT I/495
    Kalium carb. D 4–30
    Agaricus D 6   zunehmende Schwäche
Coitus interruptus, Folgen von
    Bellis D 4

Träume

      Erotische Träume   KENT I/392, KLUNKER III/244
      (100 Mittel)
      Hura Brasil. D 4–12
      Cobalt nitr. D 6–12   (lüstern)
      Cannabis ind. D 6–12
      Nux vomica D 6–30
      Phosphor D 6–12   (Acid. Phosphor.)
      Dioscorea D 6
      Staphisagria D 4–30
      Salix nigra D 6   geile, wollüstige
      Sepia D 6–12   wollüstige, von Vergewaltigung
      (Canthar., Formica, Viola tric., Natr. c., Arg. nitr. von sex.
         Befriedigung, Zinc. picr., Ignatia, Pulsatilla, Kalium carb.,
         Origanum, Lachesis, Natrium mur., Opium, Lactuca
T. von Männern
      Pulsatilla D 4–12
von nackten Männern
      Pulsatilla D 4–12
von Nacktheit
      Sepia, Kalium phos., Rumex
daß sie schwanger sei
      Ac. picrinicum D 6

Sterilität

(KENT III/775, VOISIN S. 609, KLUNKER III/610

Die homöopathische Behandlung der Sterilität ist sehr dankbar. Wie immer muß durch die übliche Diagnostik versucht werden, *von der Ursache her* zu handeln. Ist eine Ursache nicht zu finden (auch beim Partner nicht!) oder liegt die Ursache in einer hormonellen Unterfunktion (unregelmäßige Periode, anovulatorische Zyklen, verspäteter Eisprung), so kommen die folgenden Mittel *nach ihrer Ähnlichkeit* in Frage. Die Wirkung des Mittels kann man durch Messen der Basaltemperatur feststellen. Wirkt das Mittel, so normalisiert sich die Temperaturkurve. Auffallend ist, daß viele der nachfolgend aufgeführten Mittel *Schweregefühl im Unterbauch* hervorrufen, oft kombiniert mit Störungen der Leber- und Venenfunktion (CAULIER). Obstipation beseitigen!

Bei Kaffeetrinkerin Kaffee verbieten, bei Raucherin Nikotin verbieten!

Hauptmittel

Aurum D 12   „Mannweiber", depressiv

Aristolochia D 3–4   evtl. auf die Diagnose hin (evtl. + Borax D 3 vor Koitus)

Pulsatilla D 4–30

Cimicifuga D 4–12   intersexuelle Typen, aber auch hypophysär magere und fette, Tubenspasmen

Sepia D 6–30   Abneigung gegen Koitus, Senkungsgefühl, Kreuzschmerzen, Fluor vor der Periode

Natrium mur. D 6–30   Abneigung gegen Koitus

Graphites D 6–30   hypothyreotisch, adipös, frostig, phlegmatisch, frigide, „alles kommt zu spät"

Borax D 3   keine Libido, bewirkt leichtere Konzeption, Sterilität durch chronische Leukorrhö < vor der Periode (Periode verfrüht, sehr schmerzhaft), abends vor Koitus nehmen

Weitere Mittel

Agnus cast. D 2–12   Abneigung gegen Koitus, Fluor albus, Periode schwach

Aurum mur. natr. D 4

Calcium carb. D 6–12   (auch leichte Empfängnis)

Causticum D 6–12

Conium D 6–30

Ferrum D 6–12   Orgasmus fehlt, Ferr. phos.

191

Gelsemium D 4–12
Hedera hel. D 6
Helonias D 2–12
Hydrastis D 3–30
Hyoscyamus D 6–12
Ignatia D 6–30   (nach Enttäuschung beim 1. Koitus)
Jodum D 6–12
Kalium carb., Kal. brom. D 4–12
Lilium tigr. D 6–12   Sexualtrieb gesteigert, allgemeine und lokale Reizbarkeit, Migräne, allgemeine Schwäche
Luesinum D 30
Lycopodium D 6–30   Schmerzen
Medorrhinum D 30   sykotische Konstitution, nach Gonorrhö, starke Periode
Millefolium D 4   Ster. bei starken Menses (Calcium c., Natrium m., Sulfur)
Natrium carb. D 6–12   Periode verspätet, schwach, Fluor < nach Koitus
Natrium phos. D 6–12   mit saurem Sekret aus der Vagina
Phosphor D 6–12
Platin D 6–30   mit Ovarialschmerzen
Silicea D 6–12   durch Schwäche (Aletris)
Sulfur jod. D 6   Resorptionsmittel nach Adnexitiden
Thuja D 4–12   sykotische Konstitution, nach Gonorrhö
Tuberculin D 30, Tuberculin Rest D 30
Viburnum op. D 1–30 „Funktionsschwäche der Fortpflanzungsorgane steriler Frauen" (HAEHL)
Zincum D 6–30
(Barium mur., Cannabis ind., Damiana, Gossypium, Nepenthes dist., Onosmodium Morphin D 12–30   anovulatorische Zyklen und unregelmäßige Periode, Sabal ser.)

Sterilität durch zu starke Periode

Calcium c., Natrium m., Phosphor, Millefolium, Sulfur

– mit extremem sexuellen Verlangen

Platin D 12, Phosphor D 12, Kalium br. D 6

Es können auch 2 Mittel gegeben werden, z. B.:

Aristolochia D 3   3 × tgl. 7 Tropfen und

Borax D 3   abends vor Koitus 10 Tropfen

Evtl. muß eine Zervizitis behandelt werden mit Hydrastis u. a., siehe dort.

Sterilität durch Hyperazidität des Vaginalsekretes behandelt man durch Spülungen mit Natrium bicarb. (siehe Natrium phos.).

Sterilität durch Uterus-Hypoplasie (selten), siehe dort.

Bei chronischer Adnexitis haben sich Thuja und als gelegentliche Zwischengabe Medorrhin sehr bewährt (siehe Kapitel Adnexitis).

Nach Adnexitis auch mit Tubenverschluß versuche man eine Resorptivbehandlung mit Sulfur jod. D 6.

Klimakterische Beschwerden

KENT I/506

Man sollte bei der Behandlung klimakterischer Beschwerden von Anfang an ohne Hormone (Östrogene, Androgene) auskommen. Diese Mittel stellen keine kausale Therapie dar und auch keine Substitution. Die Menopause ist eine physiologische (und damit zweckmäßige) Phase, genauso wie die Zeit vor der Pubertät. Stärkere Beschwerden sind aber nicht physiologisch, sondern pathologisch, und sollten daher behandelt werden. Sie gewaltsam hinauszuschieben, heißt nicht, länger jung bleiben! Die oben angegebenen Hormone belasten oder schädigen vor allem die Leber, begünstigen Varikosen, Thrombosen, Embolien, Hypertonie, Dysthyreose und wirken zum Teil kanzerogen. Nach neueren Forschungen sind sie auch nicht in der Lage, die klimakterische Osteoporose aufzuhalten. Sie führen häufig zu Blutungen, die eine Abrasio erforderlich machen. Oft werden sie nicht vertragen. Muß man sie dann irgendwann absetzen, so entstehen dadurch oft Erscheinungen wie bei Suchtmittelentzug. Das Hinausschieben der Wechselumstellung bewirkt dann im höheren Alter ein viel schwierigeres Anpassen in psychischer Beziehung, kreislaufmäßig usw.

Nach längerem Gebrauch von Hormonen sprechen die homöopathischen Mittel meist nicht mehr so gut an.

Die homöopathische Behandlung ist sehr dankbar. Da sie eine kausale ist, sind die Frauen hinterher frisch und leistungsfähig. Doch sollten die Frauen selbst aktiv mitmachen; gesunde Ernährung, Entlastung der Leber, natürliche Kost, Einschränkung des Kaffee- und Alkoholverbrauchs (besonders des Rotweins), vor allem aber des Nikotins und des Fernsehens. Kreislauftraining, Gymnastik, Bürstenmassage, Schwimmen, Wandern, Regelung des Stuhlgangs sind besonders zu empfehlen. Das Schwitzen wird oft durch Kunststoffbekleidung ungünstig beeinflußt.

Hauptmittel

Sulfur D 12–30
Rotes Mittel (rot, warm, feucht)   Kongestion
Hitze führt zu Schweiß, dieser zu Erschöpfung. Brennen der Handteller und Fußsohlen im Bett. Körperöffnungen gerötet, brennen, Pruritus

vulvae, Leberschwellung empfindlich, Morgendiarrhö. Abneigung gegen Waschen und Bad, evtl. roter Hochdruck, Autointoxikation.

Typ: breitschultrig, gebeugt, reizbar, depressiv
Von sich eingenommen. Geht spät zum Arzt, nimmt nicht gern Arzneimittel (Natrium mur.)

Acid. sulfuric. D 6–12

Am besten beginnt man die Kur mit 4 Injektionen D 10 i. v. im Abstand von 4 Tagen, dann Übergang auf D 6–12 in Tropfen.
Schweiße, Schwäche, innere Unruhe, inneres Zittern, Hast, schlechter Schlaf, Hautjucken, Wechsel von Hitze und Frost, Neuralgien, Myalgien. Allgemeine Erschöpfung oft schon im Prä-Klimakterium, Verlangen nach Wärme. Periode zu früh, zu stark, zu lang, schwächend.
Ihr geht nichts schnell genug, kann andere nicht langsam arbeiten sehen.
Typ: Stoffwechselgestörte klimakterische Frau mit Schwäche und erschöpfendem Schweiß

Lachesis D 12–30

Hitze (Schweiße), körperliche Schwäche, ruhelos, unregelmäßige, starke Blutungen. Störung der Blutgerinnung, WEIHE-Druckpunkt unter der Mitte des linken Schlüsselbeins. Eifersüchtig, depressiv, Herzklopfen, Herzschwäche. Unverträglichkeit von Enge am Hals, Unverträglichkeit von Wein. Linksmittel. Hyperästhesie. Oft trockene, dunkelhaarige Frauen.
< durch Schlaf, feuchtwarmes Wetter, Föhn, Wein
> durch eintretende Menses
Typ: Die geschwätzige klimakterische Frau mit offener Bluse

Naja D 15–30

Wallungen von unten nach oben (Lachesis), Herzschmerz, schwankender Blutdruck, Depression. Schwitzen an den Handflächen, Kollaps, Kopfschmerz links, Thyreotoxikose. Verträgt keine Enge am Hals. Verlangen nach Wärme (Gegensatz zu Lachesis),
< in der Frühe, durch enge Halskragen, feuchtes Wetter.
Typ: Klimakterische Frau mit Herzbeschwerden

Sepia D 6–30

Hitzewallungen, (kalte) Schweiße, hyperthyreotisch, dunkelhaarige Frauen, gelbe Gesichtsfarbe, Leberflecken, gelber Nasensattel, schlank, dunkle Augenringe (Lycopod.), Morgenkopfschmerz, Leere im Magen (Cimic.), Obstipation, Fluor, Deszensus und D.-Gefühl, traurig, Launen, Ärger, will allein sein. Reizbar, gleichgültig gegen Ehemann und Familie, Abneigung gegen Koitus. Arthropathie, Schmerz bei Treppenhinabgehen, Neuralgien, vasomotorische Störungen, Migräne, venöse Kongestion, Pfortaderstauung,

< morgens, abends, in der Ruhe, nach dem Essen, kalte Luft

Typ: schlanke, launische, reizbare und gleichgültige klimakterische Frau mit dunklen Augenringen

Die reizbare, deprimierte klimakterische Frau mit Ptose.

> mittags, nachmittags, durch Bewegung, im Freien,

> nach Schlaf, durch Bettwärme

Sanguinaria D 3–30

Hitzewallungen, Schwäche mit kaltem Schweiß, fliegende Röte, Herzbeschwerden, Schwindel, Übelkeit, Migräne rechts, Akne im Gesicht, Rheuma, Herzklopfen, empfindlich gegen Gerüche, Zungenbrennen, blutet bis ins Alter, häufig und stark (Sanguisorba),

< Wärme, Sonne Kälte, Zugluft, Geräusche, Süßigkeiten,

> Dunkelheit und Schlaf

Typ: Die ungeduldige, leicht wütende klimakterische Frau mit Brennen der Hände, Fußsohlen, Zunge, Nase, mit Rheuma und Herzklopfen „Gemälde in Rot"

Cimicifuga D 1–4–30

Hauptmittel bei Depression, Psychosen, nervös, erregt, unruhig, schlaflos, Wallungen, Leere im Magen (Sepia) mit Appetitmangel, Gelenk-Muskel-Nerven-Schmerzen, Rheuma, Osteoporose, (HWS-)Migräne (links). Blutung spärlich, dunkel, geronnen. Klimakterium zieht sich in die Länge. Psychosen durch das „Verlustereignis".

Typ: Die klimakterisch depressive Frau (fette, magere, intersexuelle Typen)

< durch Kälte und Nässe, morgens, bei Periode,

> im Freien, nach wenig Essen, durch Wärme

Jaborandi D 3–6

Hitze mit plötzlichen, heftigen Schweißausbrüchen, nervöse Erregung, Zittern, Herzklopfen, Übelkeit (Vagus-Mittel! enthält Pilocarpin) evtl. im Wechsel mit Acid. sulfur., Lachesis oder Ovariinum (QUILISCH)

Ovariinum D 30 kann immer versucht oder zusätzlich gegeben werden (etwa mit Lachesis D 30 im Wechsel injizieren)

Weitere Mittel

Acid. nitric. D 6–30   Wallungen, Hitze mit Reizbarkeit

Aconit D 12–30   schlaflos mit Angst und Unruhe, Neuralgien, Taubheitsgefühle, Wallungen, Herzklopfen, Kreislaufstörungen.
Typ: gut aussehend, robust

Agaricus D 6–12   Wallungen, starke Schweiße

Amylum nitrosum D 4–15   Hitzewallungen zum Kopf mit Pulsieren, Atembeengung

Apis D 4–6   Hypertonie, Asthma, Husten, Inkontinenz, keine Schweiße!

Aquilegia D 2   morgendliches Erbrechen, licht-, geräuschempfindlich, Globusgefühl.
Typ: die nervöse und schlaflose klimakterische Frau

Argentum nitricum D 12

Aristolochia D 3–12   ärgerlich, Arthropathien, Ekzeme, vorzeitiges Klimakterium

Aurum D 4–30   Wallungen, Pulsieren, Atemnot, Angina pect., depressiv, Hyptertonie
Typ: Die in sich gekehrte, lebensüberdrüssige, melancholische Pyknika mit blaurotem Gesicht

Cactus D 2–3   (lange geben!) Herzbeschwerden, Herzklopfen, Pulsieren, kardiovaskuläre Neurose, schlechter Schlaf (Menorrhagie mit dickem, pechartigem Blut), Herz wie von eisernem Band umklammert

Caladium seg. D 1–5   sexuell übererregt, Pruritus vulvae

Calcium arsenic. D 6–12   Dicke Frauen, bei denen die geringste Erregung zu Herzklopfen führt.

China D 4–30   Schwäche, Flatulenz, Folge von Blutverlusten

Chionanthus D 2   Erschöpfungszustände, Kreislaufschwäche

Cocculus D 6   Schwäche, Schwindel

Conium D 6–12   bes. Ältere, Unverheiratete mit Schwäche und Schwindel

Carduus mar. Ø biliöse Zustände, Pfortaderstauung (mit Menorrhagien), Varikosis, Asthma, Ulcus cruris, chron. Bronchitis, evtl. auch als zusätzliches Mittel.

Crocus sat. D 4–15 Hitze mit pulsierenden Kopfschmerzen, Atemnot, Wallungen im ganzen Körper, Unruhe, Schweiße, Depression, Bangigkeit (Brust, Herz). Blutungen reichlich, zäh, strähnig, dick, klumpig mit wehenartigem Schmerz (nach Tanz, Alkohol), Gefühl als ob sich etwas Lebendiges im Leib bewege.
Typ: vollblütige, neuropathische Frau

Crotalus D 15–30 Herzklopfen, Kollaps, Hepatopathien (Cholangitis), Migräne, Rheuma, zystit. Beschwerden, mehr rechtsseitige Beschwerden
Blutungen dunkel, flüssig. Zittern, Schwäche

Cyclamen Stimmungswechsel, Depression, Schwäche, Kopfschmerzen mit Sehstörungen

Cytisus D 6–12 (Symptome wie bei Tabacum) Brennen des Gesichtes, Kälte, kalter Schweiß

Gelsemium D 4–12 Erschöpfung, Folgen von Erregung, HWS-Kopfschmerzen

Glonoin D 6–12 starke Kongestion, Klopfen, Schweiße, Ohrgeräusche, epileptiforme Anfälle, Pulsieren
Vollheitsgefühl zur Periodenzeit < Wärme, Sonne

Graphites D 8–30 hypothyreotisch, fett, frostig, frigide, phlegmatisch, Obstipation, Blähbauch, trockene, rissige Haut
Typ: „der frierende Speck", „Wechselspeck"

Helonias D 2–4 schwache Frauen, die ihren Uterus fühlen, mit „Hausputzfieber"
Typ: Die deprimierte und erschöpfte Frau, die sich nur bei Zerstreuung oder Arbeit wohl fühlt

Ignatia D 6–12 klimakterische Frau mit stillem Kummer

Lilium tigr. D 6–30 Hitze und Schweiße

Lycopodium D 6–12 Hitzewallungen im Gesicht, Nymphomanie

Manganum D 6–30 Müde, erschöpft, bleibt am liebsten im Bett

Melilotus D 6 Kongestion mit Kopfschmerzen, keine Schweiße

Moschus D 4–6   Ohnmachtsanfälle im Klimakterium

Murex D 6–12   Hitze und Schweiße, nervös

Niccolum D 6–12   Hitze und Schweiße

Okoubaka D 3–6   bes. bei Toxinbelastungen

Platin D 6–200   sexuell übererregt, hochmütig, depressiv, Weinen, leicht gerührt, Stimmungsumschwung (Ignatia, Crocus), auffallende Kleidung, gynäkologisch nicht zu untersuchen

Psorinum D 15–30   Schweiße und große Kälteempfindlichkeit, Pruritus

Pulsatilla D 4–30   sanft, weinerlich, frostig, anämisch, gichtische Erscheinungen

Selen D 6   körperliche und psychische Schwäche

Strontium carb. D 6–12   Hitze mit Röte im Gesicht, heftige Nachtschweiße

Tabacum D 6–30   sterbenselend, Erschöpfung, Angst, schlechter Schlaf, Schwindel, Herzklopfen (Ähnlichkeit mit Cytisus)

Veratrum alb. D 4–30   sexuell übererregt, manisch-depressiv, Wahnideen, religiös überspannt, Erregung, Kollaps, kalter Stirnschweiß

Veratrum viride D 6–12   Hitze im Kopf und kalte Füße, Herzklopfen

Viscum alb. D 4–8   Hypotonie, Bradykardie, Kreuzschmerzen zum Becken ziehend

Spezielle klimakterische Beschwerden

Bei allen Beschwerden kann man *Ovariinum* D 30 versuchen, evtl. zusätzlich geben.

Akne

>Acid. sulfuric. D 6–12   (Diabetes), Sanguinaria D 4–12
>im Gesicht Angiospasmen, Arsen alb. D 30 und Lachesis D 30 im Wechsel

Alopezie   *Haarausfall*

>Sepia D 12
>Acid. sulfuric. D 6–12
>Agnus cast. Ø

Angiospasmen   *Gefäßkrämpfe*

>Arsen. alb. D 30
>Lachesis D 30   (evtl. beide Mittel i. W.)

Angst

>Aconit D 6–30
>Sepia D 12–30

Arthropathien   klimakterisch und postklimakterisch   *Gelenk-beschwerden*

>Fluggea D 2, 3
>Aristolochia D 3 < Ruhe > Bewegung (bes. Knie)
>Sepia D 6
>Pulsatilla D 4
>Caulophyllum D 2–4
>Cimicifuga D 4–12   arthralgische-myalgische-neuralgische Schmerzen

Asthma

>Apis D 4–12   *Ur*
>Carduus marian. D 2–4

Atemnot

>Crocus D 6

Blähbauch

>China D 4–12, Kalium carb. D 4–12

Blutungen

>Sepia D 6–12   Spätblutung, Blutungen zu häufig
>Sanguinaria D 3–6   stark, übelriechend
>Ipecacuanha D 3–6   hell, gußweise, Übelkeit

Erigeron can. D 1–3   hell, stark, ruckweise, < bei Bewegung

Hamamelis D 1–3   dunkel, flüssig

Acid. nitric. D 2–3   dunkel, dick, Schwäche

Ustilago D 2–4   dunkel, bei geringstem Anlaß (Ambra)

Weitere Mittel

Aloe D 12   Gefühl des nach unten Ziehens im Rektum

Ammonium carb. D 6–12

Ammonium mur. D 6–12   Periode verspätet, dunkel, klumpig, reizbar, deprimiert, indolent, Gewichtszunahme

Anemone nemorosa D 10   20 Tropfen oder D 30   5 Tropfen

Apocynum D 4–12   große Klumpen

Argentum D 6–12

Arsenic. alb. D 6–12

Cactus D 1–4   dunkel, pechartig, dick

Calcium carb. D 6–12   fett, schlaff, pyknisch, mutlos, gland. Hyperplasie

China D 4–12   dunkel, Schweiße, Varikosis

Corallium rubr. D 3–4

Crocus D 6   zäh, strähnig, reichlich, klumpig, schwärzlich

Crotalus h. D 12–15   evtl. Injektion

Ferrum D 6–12   dunkel, flüssig

Glacies mariae D 10   1 Injektion am 1. Tag

Hydrastis D 2–6   lang anhaltend (Endometritis), Magen-, Darmbeschwerden

Kalium bromat. D 4, 6   (STAUFFER)

Lachesis D 12–30   dunkel, stark, dauerndes Bluten (Vinca minor)

Millefolium D 3–6   hell

Niccolum sulf. D 12   Hitze, Schweiße intertriginös

Potentilla tormentilla D 1

Plumbum D 6–12   teils flüssig, teils Klumpen

Rhus tox. D 6

Sabina D 2–3   hell (Endometritis) kräftige Frauen

Sanguisorba D 2–6   blutet bis ins Alter, zu häufig, zu stark, passiv (Tuberculin), Varikosis, Schweißausbrüche

Sulfur D 6–30

Thlaspi bursa pastor. Ø–D 6   häufig, lang, mit Kolik

Trillium pendul. Ø–D 2   Gefühl, als falle Hüfte und Kreuz auseinander, hartnäckige Blutungen

Ustilago D 2, 3   Blutandrang, cholerische Frauen

Vinca minor D 2–6   dauerndes Bluten (Lachesis), passiv, dunkel, stark erschöpfend

Viscum album D 1–3   Menorrhagien, Zwischenblutungen

Blutandrang   KENT I/408

Brennen
–   **in der Zungenspitze**
    Capsicum D 6

– der Handflächen und Fußsohlen
Sulfur D 12
Sanguinaria D 3–6

Brustschmerzen nachts
Cimicifuga D 4–6

Brüste vergrößert, schmerzhaft
Sanguinaria D 3–6

Depression siehe Geistesstörungen

Diarrhö
Lachesis D 12, Sulfur D 12

Dysmenorrhö vor der Menopause (Störfeld Operationsnarbe? Endometriose?)
Psorinum D 30

Dyspnö
Crocus sat. D 6

Ekzeme
Aristolochia D 3–6 (Sepia D 12, Dulcamara D 6, Mezereum D 6)

– **in der Menopause**
Manganum acet. D 6–12

epileptiforme Anfälle
Glonoin D 6–12

Erbrechen von grünen Massen morgens (schlaflos)
Aquilegia D 6–12

Erschöpfung s. Schwäche

Exanthem perioral
Aristolochia D 3–6 (evtl. Aristolochia-Salbe)

Fettleibigkeit
Thuja D 4–12, Graphites D 6–12

Fluor albus
Psorinum D 20–30, Sanguinaria D 3–6 (s. Kapitel Fluor)

Frösteln, Müdigkeit, Schwäche
Calcium carb. D 6–12–30
Sepia 6, 12

Frühzeitige Menopause
Hypophysin D 12

Progesteron D 12
Absinthum D 3–12

Gefäß-Spasmen
Arsenic. alb. D 30 mit Lachesis D 30 im Wechsel

Geistesstörungen – psychische Störungen
Arg. nitr. D 6–12   Suizidneigung, > Arbeit (Acid. phosph.,
  Silicea)
Aristolochia D 4–12   Depressionen
Aurum D 6–30   depressiv, nimmt alles schwer (Typ)
Belladonna D 6–30   Wahnideen
Calcium carb. D 6–30   Hände warm, Füße kalt, feucht, trau-
  rig, verzweifelt, Furcht, nicht mehr gesund zu werden
Cimicifuga D 1–4–12   Depressionen, Psychosen, nervös, er-
  regt
Cocculus D 6–12   Depressionen und Schlaflosigkeit
Crocus D 15   Depression, Neuropathie
Gelsemium D 3–12
Glonoin D 6–15
Graphites D 12   traurige, verzagte Stimmung, besonders
  morgens
Ignatia D 6–200   stiller Kummer
Lachesis D 12–30   depressiv, unstet, eifersüchtig, < nach
  Schlaf
Lilium tigr. D 6–30
Lycopodium D 6–12   < 16–20 Uhr, dunkle Augenringe,
  brütet vor sich hin
Manicella D 12   schweigsam, verschlossen, depressiv, Se-
  xualität gesteigert
Natrum mur. D 6–30   Melancholie < durch Zuspruch, kann
  nicht weinen, wenn traurig
Pulsatilla D 4–30   Depression
Rhus tox. D 6–30   stark depressiv, niedergeschlagen, hoff-
  nungslos, Suizidgedanken, weint viel, fürchtet, Gedächtnis
  zu verlieren < nachts
Sepia D 6–30   Depression, Launen, will allein sein, gleich-
  gültig, Ärger
Sulfur D 6–30   Depressionen, reizbar (besonders nach Anti-
  depressiva)
Thuja D 6–30   Depression und schizoide Ideen

Ustilago D 4–6   Depression, Reizbarkeit, Schwindel
Veratrum alb. D 6   Depression, manisch-depressive Wahnideen, religiös überspannt

Gelenkbeschwerden siehe Arthropathien

Glanduläre Hyperplasie

Calcium carb. D 6–12, Berberis D 4 Inj. Ferner können die
unter Blutungen genannten Mittel in Frage kommen

Globus-Gefühl

Lachesis D 12–30   (Valeriana, Zinc. valer.)

Haarausfall

Sepia D 12, Acid. sulfuric. D 6, 12

Hämorrhoiden

Lachesis D 12–15

Herzklopfen und **Herzbeschwerden**

Aconit D 10–30   Herzklopfen
Cactus D 2–3   Herz wie gepackt
Crotalus horr. D 15–30   Herzklopfen
Lachesis D 12–30   Herzklopfen
Naja D 12–15
Tabacum D 6–30   sterbenselend, blaß, kalt

— *weitere Mittel:*

Apis D 4–6   Hypertonie
Arsenic. alb. D 30 mit Lachesis D 30 bei Stenokardie
Aurum D 6–30   Hypertonie, Brustbeengung
Calcium arsenicosum D 6–12
Crocus D 6–15   Bangigkeit am Herzen (und Brust)
China D 4–12
Crataegus Ø
Jaborandi D 3–6
Ignatia D 6–30   nächtliches Herzklopfen, läßt nicht einschlafen
Kalium carb. D 4–30
Lycopus virginic. D 2–4   Tachykardie (thyreotoxisch), stürmisches Herzklopfen
Sanguinaria D 3–12   Fliegende Röte, Hitze, Schweiß, Rheuma
Sepia D 6–30
Valeriana Ø–D 4
Veratrum alb. D 2–4   reizbar, nervös
Veratrum vir. D 4–6

Hitzewallungen   KENT I/415

Acidum nitr. D 6–30   Wallungen mit Reizbarkeit
Aurum D 4–30   Wallungen, Pulsieren, Atemnot, depressiv,
Angina pectoris

Crocus sat. D 15   Wallungen im ganzen Körper, Bangig-
keit, Schweiße, Hitze mit Kopfweh, vollblütig, neuropa-
thisch

Glonoin D 6–15   Kongestion, Kopfschmerz, Schweiße

Jaborandi D 3–6   Herzklopfen, Hitze mit plötzlichem
Schweißausbruch

Lachesis D 15, 30   Wallungen von unten nach oben (Naja)
Herzbeschwerden, Hitze oft ohne Schweiß, ruhelos, Eifer-
sucht,
> durch eintretende Menses, < durch Wärme, Föhn (um-
gekehrt Naja)

Naja D 15, 30   Wallungen von unten nach oben (Lachesis),
Herzschmerz, RR-Schwankungen, Kopfschmerz links,
Verlangen nach Wärme (umgekehrt Lachesis)

Sanguinaria D 2–12   Herzbeschwerden, fliegende Röte,
Kopfschmerz, Schwäche mit kaltem Schweiß

Sepia D 6–30   (kalte) Schweiße, Fluor, Senkungsbeschwer-
den, Launen, gelbe Haut, Leere im Magen, dunkle Augen-
ringe

Sulfur D 12–30   Hitze mit folgendem Schweiß, folgende
Erschöpfung

Spongia D 3–6   erschöpfend

– *weitere Mittel*

Acid. sulfuric. D 6–12   Hitze mit Wallungen und starken Schweißen
Aconit D 10–30   Herzklopfen, schlaflos mit Angst und Unruhe
Agaricus D 6–12   starke Schweiße
Amylum nitrosum D 4–15   Wallungen zum Kopf führen zu Schweißen
Aristolochia D 3–12   ärgerlich, Arthropathien, Ekzeme
Cytisus D 6–12   Brennen des Gesichts, Kälte, kalter Schweiß
Kalium ph. D 6   Hitzewallungen zum Kopf
Lilium tigr. D 6–30   Hitze und Schweiß
Mangan. D 6–12
Melilotus D 6
Niccolum D 6–12   Hitze mit Schweißen
Pulsatilla D 4–30
Sanguisorba D 2–6   Wallungen nach Kopf und Gliedern, Blutungen
Strontium carbon. D 6–12   Hitze mit Röte im Gesicht
Veratrum viride D 4–12   Hitze im Kopf und kalte Füße

Wiederholung

Hitzewallungen aufsteigend

Aconit, Glonoin, Lachesis, Sulfur, Sepia, Belladonna,
Phosphor, Plumbum, Veratrum alb., Hyoscyamus, Ammo-
nium m., Cantharis, Antimonium tart.

Hitzewallungen absteigend

    Aconit, Belladonna, Veratrum alb., Causticum, Colchicum, Natrium c., Opium

Husten

    Apis D 4   sofern nur klimakterisch bedingt

Hypertonie

    Aurum D 12

    Lachesis D 12, 15

    Sulfur D 12–30

    Sabina D 4–6   reizbare sykotische Frauen

    Thuja D 4–12   fettleibige sykot. Frauen

    Crataegus D 4–6

    Naja D 12   große RR-Schwankungen

    Apis D 4   (Glonoinum D 4–6, Oestradiol D 3, Hypophysis D 12, Strontium jod. D 6–12, Viscum alb. D 1–3, Tabacum D 6–12)

Inkontinentia urinae

    Apis D 4   (siehe auch Kapitel Inkontinenz)

Klimakterium praecox

    Aristolochia D 3–12

    Cimicifuga D 3–12

    Sepia D 6–12

Koitus,   Abneigung gegen K.

    Sepia D 6–12, Conium D 6–12

Kopfschmerzen

    Belladonna D 4–6

    China D 4–12

    Cimicifuga D 4–6

    Crocus D 4–6   hämmernd, pulsierend

    Ferrum D 6–12

    Gelsemium D 4–12

    Glonoin D 6

    Ignatia D 6

    Lachesis D 12–30

    Sanguinaria D 3–4

    Sepia D 6

    Xantoxyllum D 2–12   wenn Periode plötzlich ausgesetzt hat. Stirnkopfschmerz, mager, nervös

Kreuzschmerzen

Sepia D 6–12   Schwäche, muß anlehnen
Berberis D 2–3
Kalium carb. D 4–30

Leberstörungen

Carduus marian. Ø–D 4   (Sepia)

Libido-Steigerung

Acid. sulfuric. D 6, 10, 12   hektische Unruhe, Nervosität, depressiv, Verlangen nach Wärme (evtl. 1 × wöchentlich i.v.)
(Mancinella D 12, Lachesis D 12, Platin D 6–12, Sabina D 4–6, Pulsatilla D 4–12, Strontium carb. D 6–12, China D 4–12)

Magenleere

Lachesis, Tabacum, Asa f., Crotalus h.

Migräne

Cimicifuga, Sanguinaria, Amylum nitros., Crotalus   (siehe auch bei Kopfschmerzen)

Myalgien

Acid. sulfuric. D 6–12, Cimicifuga D 4–6

nervöser Erregungszustand

Argent. nitric. D 12

nervös erschöpft

Sepia D 6–30
Aletris Ø–D 6   Anämie, Muskelschwäche, Kreuzschwäche, Deszensus, „immer müde"
Acid. sulfuric. D 3–10   mager, Hautjucken
Kalium phosphor. D 6   „Arbeit wie ein Berg"
China D 4–12   besonders nach Blutverlusten
Conium D 6–12
Ignatia D 6–30
Gelsemium D 4–12
Moschus D 3–6   Libido mit unerträglichem Jucken der Geschlechtsteile
Valeriana Ø

Neuralgien
>   Sepia D 6–12
>   Aconit D 6–12
>   Acid. sulfuric. D 6–12

– periodisch
>   Sanguinaria D 4–12

Nymphomanie
>   Lycopodium D 6–30

Ohnmachtsanfälle
>   Sulfur D 6–30
>   Sepia D 6–30
>   Lachesis D 12–30
>   Cimicifuga D 3–12
>   Crotalus D 12–15
>   Glonoinum D 6–12
>   Nux moschata D 6–12
>   Nux vomica D 4–12   in warmem Zimmer

Osteoporose   Die Unwirksamkeit der Östrogenbehandlung ist inzwischen bewiesen, die homöopathische Therapie ist die erfolgreichste.
>   Strontium carb. D 6–12
>   *Calcium fluor.* D 6
>   Cimicifuga D 3–6, Aristolochia D 3–12
>   (Calcium fl. evtl. + Silicea D 6, Symphytum D 2, Cortison
>   D 30, Natrium fl.)

Parästhesien
>   Crocus D 6

Periorales Exanthem
>   Aristolochia D 3–6   (Aristolochia-Salbe)

Polyglobulie
>   Cobalt D 30

Pruritus vulvae
>   Sulfur D 6–30
>   Acid. sulfuric. D 6–12   besonders bei Diabetes
>   Conium D 6–30   (Conium-Salbe)
>   Caladium D 1–5
>   Carbo veget. D 6
>   Collinsonia D 3

Dictamnus alb. D 4–6   schmerzhafte Wundheit, dicker, zäher Fluor
Follikulin D 3

Reizbarkeit
Lachesis D 12–30
Sulfur D 6–12
Aurum D 12

Reizblase
Alumen D 6–12

Rheumatismus klimakterisch und postklimakterisch
siehe Arthropathien

Schlafstörungen
Acid. sulfuric. D 6–12
Ambra D 3, 4
Cimicifuga D 4–12
Lachesis D 12–30
Aconit D 6–30
Coffea D 6–30
Gelsemium D 4–12
Chamomilla D 4–30
Avena sat. Ø
Zincum valer. D 6
(Tabacum D 6, Sumbul. D 6, Aquilegia D 6)

Schwäche s. auch bei „nervös, erschöpft"
Acid. sulfur. D 6–12, Sepia D 6–12
Helonias D 2–12
Tabacum D 6–12   Elendigkeit, Erschöpfung
China D 4–12   mit Flatulenz
Chionathus D 2–4   Erschöpfung und Kreislaufschwäche

Sexuelle Erregung
Murex D 6–12
Lilium tigr. D 6–12
Caladium seg. D 1–5
Platin D 6–30   hochmütig
Lachesis D 12–15
Mancinella D 12   schweigsam, verschlossen
Veratrum alb. D 4–6

- **Abneigung** (Abneigung gegen Koitus)
  Sepia D 6–30
  Natrium mur. D 6–30

Schweiße
  Aconit D 6
  Acid. sulfuric. D 6–12 mit Schwäche
  Sulfur D 6–30   mit Hitze
  Jaborandi D 3–6   mit Hitze
  Sepia D 6–30   mit Hitzewallungen, kalter Schweiß
  Lachesis D 12–30   mit Hitze
  Crocus D 12–15   mit Hitzewallungen im ganzen Körper
  Agaricus D 6–12   starke Schweiße und Wallungen
  Lilium tigrin. D 6–30   mit Hitze
  Niccolum D 6–12   mit Hitze (Nicc. sulf. D 4)
  Amylum nitros. D 4–15   mit Hitze
  Sanguinaria D 4–12   mit Hitze, kalter Schweiß
  Glonoin D 6–12   mit Kongestion
  China D 4–12   mit Frostschauer und starken Blutverlusten
  Tilia europ. D 2–12   heißer Schweißausbruch ohne Erleich-
    terung
  Valeriana D 3–6   Schweiß, plötzlich, erleichternd
  Veratrum alb. D 4   kalter Schweiß
  Hepar sulfur. D 4–6   saure Schweiße
  Strontium carb. D 6–12   heftige Nachtschweiße
  (allgemeine Schweißmittel, die evtl. auch zusätzlich gegeben
    werden können, sind: Salvia D 2 und Sambuccus D 2)

Schwindel
  Lachesis D 12–30
  Glonoinum D 6–12
  Ustilago D 4–12

Speichelfluß
  Jaborandi D 3–6

Stenokardie
  Arsenic. alb. D 30 + Lachesis D 30

Thrombophlebitis
  Lachesis D 30 und Arsenic. alb. D 30 im Wechsel

– rezidivierend

    Vipera ber. D 12   am besten Injektionen, auch postthrombotisches Syndrom

Thyreotoxikose

    Sepia D 6–30

    Naja D 12–15

    Acid. sulfuric. D 6–12

Varikosis

    Lachesis D 12–30

    Carduus mar. Ø–D 4

Vasoneurosen

    Asa foet. D 12

Verdauungsstörungen

    Carduus mar. Ø   biliöse Zustände, Pfortaderstauung

    Asa foetida D 4   Trommelbauch, umgekehrte Peristaltik

    China D 4–12   appetitlos, Blähungskolik

    Sulfur D 6–12

    Sepia D 6–30

    Pulsatilla D 4–30

    Nux vomica D 6–30

    Carbo veget. D 6–12

    Anacardium D 6–12

    Argentum nitr. D 6–12

    Lycopodium D 6–12

    Ignatia D 6–30

    Graphites D 8–30   (Natrium phosphor., Aquilegia)

Wallungen   siehe bei Hitzewallungen

Wirbelsäulenbeschwerden

    Strontium D 12

Menopause

Bei allgemeinen Beschwerden i. d. Menopause hilft oft Vipera D 12, bei Verschlimmerung von Beschwerden und Krankheiten Mangan. acet. D 6–12, bei postklimakterischen Krankheiten Kreosotum D 4–12.

Abneigung gegen Koitus
Conium D 6–30

Beschwerden nach Röntgen-Kastration
Caulophyllum D 3–6

Chorea (Vikariationseffekt) Kaffee weglassen
Crocus D 6–30, Mygale D 6–30

Depression
Cyclamen D 12

Ekzeme
Mangan acet. D 6–12

frühzeitige Menopause
Absinthum D 2–12
Aristolochia D 3–12
Nosode Oestro-Gesta-comb. D 15, 30 (Staufen-Pharma)

Metrorrhagien (cave Carcinom!)
Mercurius sol. D 12, Lachesis D 12, Vinca min. D 3, 4, Sepia D 6–12
(Calcium c., Ferrum, Mangan)
Sanguinaria D 4–6 durch Polypen

Nasenbluten in der Menopause (Vikariationseffekt)
Lachesis D 12–30, Sulfur D 12, Acid. sulfuric. D 6–12
Crocus D 6–30 zur Zeit der fälligen Periode
Argentum nitr. D 6–12

Pruritus cutaneus
Arsenic. alb. D 12

Schlaflosigkeit
Ammonium valer. D 3, 4

Schwäche in der Menopause
Helonias D 2–12
Kava-Kava D 2–4
China D 4–12 nach starken Blutverlusten im Klimakterium

Schwindel   (zirkulatorisch bedingt)
Lachesis D 12
(Sanguinaria, Glonoin, Ustilago)
Sexuelles Verlangen erhöht
Lachesis, Murex, Mancinella

Karzinom
Operation

Karzinom

Krebs ist eine Erkrankung des *ganzen* Menschen, die der Tumormanifestation 10–20 Jahre vorangeht. Wenn auch keine Erblichkeit besteht, so doch eine *konstitutionelle Anfälligkeit*, die homöopathisch leicht zu erklären ist. Nach *Kent* ist Krebs die *Folge einer unterdrückten Psora*, Ergebnis eines psoro-syko-syphilinischen Miasmas. Die Unordnung der Zelle entspricht der Unordnung im Organismus *(Ortega).*

Eine Erkrankung hängt besonders von der *psychischen Verfassung* ab. Oft geht ein psychisches Trauma der Tumormanifestation 1½ Jahre voraus.

Zusammengefaßt:

> ungelöste Konflikte (Verdrängung oder Verneinung) auf der psychischen Seite und **Unterdrückung** (Suppression) von Krankheiten (bes. Entzündungen, Fieber, Ausscheidungen) auf der körperlichen Seite sind die Hauptursachen.

Konsequente homöopathische Behandlung von Geburt an ist die beste Krebsprophylaxe. *Voegeli* hat in einer großen homöopathischen Praxis in 40 Jahren keinen Krebs erlebt. (Jeder 4. erkrankt an Krebs!)

Allgemeines

Die **Kost** soll natürlich, eher knapp (jede überflüssige Kalorie fördert den Krebs, *Windstosser*), arm an tierischem Eiweiß, möglichst laktovegetabil, giftfrei, wenig denaturiert sein (keine H-Milch). Sehr günstig ist Rohkost. *Bircher-Benner* sagt „Je kränker der Mensch, desto höher sei der rohe Anteil seiner Speisen". Von der Saftkur nach *Breuss* habe ich noch keine Erfolge gesehen.

Zu empfehlen ist das Frischkornmüsli *(Bruker),* **basenbildende Kost,** milchsaure Diät, statt Apfelsaft Birnensaft. Gemischte Kost hat sich bewährt; keine einseitigen Diäten! Erst die Rohkost, dann mit Abstand die gekochte; kaltgepreßte Öle, Topinambur, vitaminreiche Kost, Rote Beetesaft. Rohgemüse ist wichtiger als Obst, Obst besser als Obstsäfte.

Zu meiden sind:

Fabrikzucker und Weißmehlprodukte, Pilze, Geräuchertes oder Gegrilltes, chemische Zusätze, histamin- oder histidinhaltige Nahrungsmittel (Sauerkraut, Sellerie, Krustentiere, Walnüsse, Schweine- und Kaninchenfleisch, Kaffee, Nikotin).

möglichst wenig:

tierisches Fett (Butter ist besser als Margarine), Salz, Alkohol, Kraut, Hülsenfrüchte.

Bei schwerer verdaulichen Mahlzeiten sind größere Pausen einzuhalten. Bei manchen Patienten sind häufige kleine Mahlzeiten günstig. Auf ausreichende Flüssigkeitszufuhr ist zu achten, zu empfehlen ist Dunaris-Quellwasser.

Eine sogenannte „Krebsfeindliche Diät" gibt es nicht!

Chemikalien einschließlich chemischer Medikamente sind zu meiden. Ein homöopathischer Arzt kommt ohnehin ohne Cortison, Immunsuppressiva, Antihistaminika, Antipyretika usw. aus. Keine Kosmetika, Haarfärbemittel, kein Stift oder Spray gegen Fußpilz, Achselschweiß usw., keine Antibabypille (evtl. IUP), Östrogene usw.

Aufgabe der Homöopathie und jeder anderen biologischen Behandlung ist es, das Krebswachstum aufzuhalten (in seltenen Fällen auch Rückbildung – noch seltener Heilung), die Schmerzen zu lindern, Komplikationen zu verhüten, zu verringern oder hinauszuschieben, Blutungen zu stillen, den Organismus zu kräftigen, zu entgiften, das Immunsystem zu aktivieren, den Allgemeinzustand und das Allgemeinbefinden zu bessern.

Die *Indikationen* sind also:

Prophylaxe bzw. Behandlung von Präkanzerosen, Behandlung nicht operabler Fälle bzw. Rezidive und die Nachsorge, oft auch Alternative zu Strahlen- und Chemotherapie.

Der **Polyätiologie** des Karzinoms muß auch eine **Polytherapie** entsprechen.

Dazu gehören:

Behebung der Immundefizienz (Viscum alb., Echinacea), was nach Bestrahlung und besonders nach Chemotherapie kaum mehr möglich ist.

Herdsanierung besonders der „ultrachronischen", wobei zur Sanierung auch der Abbau des neuralen Störfeldes gehört. Häufig ist der Dickdarm der Primärherd (Symbioselenkung u. a.)

Entgiftung (s. u.)

Leberentlastung, evtl. Lebertherapie

Vermeidung geopathischer Störfelder.

Richtige Ernährung, Behebung des gestörten Stoffwechsels („Säureselbstmord").

Schließlich auch das, was man *Psychohygiene* nennt (Umdenken). *Der Konfliktinhalt bestimmt die Lokalisation im Körper!*

Biologische Therapiemöglichkeiten

Gärungshemmung (Polyerga neu Injektionen). Neben basenbildender Kost Erbasid (+ Bittersalz) oder Basica nach *Ragnar Berg* Cholinum citricum 1–2 Amp. i.v. bzw. an die Lymphpunkte und Schmerzpunkte bis zu 3× wöchentlich (zusätzliches Einreiben mit Ungt. lymphaticum)

Fermentpräparate wie Wobe Mugos u. a.

Thymuspräparate

Hochdosiertes Vitamin C, Vitamin A am besten in der Vorstufe als Retinolpalmitat. Vitamin B-Gaben sind neuerdings umstritten

Sauerstofftherapie

Sauna und Überwärmungsbäder beim K-Typ

Fiebertherapie (Echinacin u. a.)

Eichothermbestrahlungen

Homöotherapie.

Bei der **homöopathischen Therapie** ist das A und O die *Terrain-Sanierung* mit tiefgreifenden (antipsorischen, antisykotischen und antiluetischen) Mitteln.

An 1. Stelle steht das passende *Konstitutionsmittel,* in jedem Fall das *Simile.* Karzinom ist nicht identisch mit der destruktiven Diathese!

Ferner sind folgende Mittel *in Erwägung* zu ziehen: (Vgl. VOISIN S. 108, STAUFER Symptomenverzeichnis S. 322)

Bei Karzinomen werden die homöopathischen Mittel meist in tiefen Potenzen gegeben.

Alle Lebermittel (Lycopodium, Hydrastis, Taraxacum usw.)

Alle „Entgiftungsmittel" (Okoubaka, Nux vomica, Aqua marina Injektionen)

Carcinominum (= Carcinosinum) D 30 seltene Gaben bes. bei Kachexie

Viscum alb. D 2–6 Injektionen (Iscador, Iscucin, Helixor)

Sempervivum tect. D 1–4. Die Dachwurz enthält Ameisen-, Apfel- und Kieselsäure. Am besten als Injektion (AHZ 1 [1970], 36)

Selen colloid. D 6 bei inoperablen Karzinomen bessert oft Schmerz, Schlaflosigkeit, Schwäche und Sekretion

Echinacea Ø–D 4, Galium D 2–6, heben die Immunabwehr

Formica D 3 bes. bei Mageren, Kachektischen, wirkt oft wie ein Tonikum

Taraxacum ∅–D 2 enthält vor allem Cholin.

Kalium arsenicosum D 6   oft der „Typ des Krebs-Kranken"

Acid. sarcolacticum D 6 Injektion, bes. bei Schmerzen

Die Nosoden Medorrhin D 30, Tuberculin D 30 und Luesinum D 30

Besonders wichtig ist eine sehr sorgfältige Behandlung und Nachbehandlung von Virusinfekten (Grippe, Herpes usw.)

Bei Appetitlosigkeit
> Alfalfa D 1

Bei Ca-Rückständen
> Malandrinum D 15–20

Bei schlechtem Schlaf   (Unruhe)
> Zincum valer. D 3, 4, Avena ∅, Rekonvaleszenzmittel (s. Kap. „nach Operation", S. 227)

Bei Aszites
> Bewährt haben sich die RADEMACHERschen Mittel
> Aqua Quassiae und Aqua Nucis vomicae (DHU)
> Abrotanum D 4–6   rasch fortschreitende Peritoneal-Karzinose
> Lobelia erinus D 2–4, Stannum D 8, Mercur. vivus D 6

Bei Pleuraergüssen
> Apis D 4–6
> Causticum D 4–6
> Cantharis D 4–6
> Abrotanum D 4–6, Bryonia D 3, Stannum D 8, Mercur. viv. D 6

Bei Intoxikaton
> Okoubaka D 2–3
> Echinacea ∅–D 4
> Kalium ars. D 6, Calcarea ovor. D 6, Ova tosta D 12
> (zusätzlich evtl. reinigende Einläufe etwa mit Kamille oder Schafgarbe)

Bei Strahlenschäden
> Radium brom. D 30
> Causticum D 4, 6
> Strontium D 12

Cadmium sulf. (j.) D 12
Ac. fluoric. D 6   bei Rö-Ulcera
Phosphor D 12   (Rö-Verbrennung)
Silicea D 4

Nach Bestrahlungen ist nach VOISIN das einzige Mittel, das noch
wirkt:

Cadmium D 12–30

Bei Lymphödemen   (bes. nach Mamma-Op.)

Acid. fluor. D 4

(weitere Mittel: Cholin. citr. quaddeln über druckschmerz-
haften Punkten und an regionäre Lymphdrüsen und tägl.
Einreiben von Ungt. lymphaticum)

Bei Krebskachexie

Formica D 3, Helleborus D 4, Carcinosin D 30

Bei Ikterus   (Intoxikation, Lebermetastasen)

Zwischengabe von Flor de Piedra D 6–12

Bei Röntgen-Kater

Radium brom. D 30

Bei Röntgen-Inappetenz

Avena sat. $\varnothing$

Bei Sarkomen

Thuja D 4

Bei Karzinom-Schmerzen

Arsenic. alb. D 6–30 (Arsen. jod.)

Apis D 4–6

Ac. sarcolactic. D 6 Injektion

Petasites (Pestwurz) D 4

Naja D 8

Aurum D 6–12   bes. bei Korpus-Karzinom und bei Kno-
chenschmerzen < nachts

Cinnabaris D 4   Knochenschmerzen

Calcium oxal. D 6–12, Calcium acet. D 6

Asteris D 8–12, Bromum D 6, Formica D 3

Hydrastis D 2–6

Euphorbium D 4–12

(Anthracinum D 15, 30, Kalium cyanat. D 6, Calendula D 2,
Leptandra D 3, Cadmium bromat. D 6, Acid. phosphor.
D 3–6)

Citrus Limon. (Zitrone) 2,0/300,0 H_2O
Cinnamomum (Zimt)   Schmerz und Gestank (Abkochung
¼ l p. die)

Bei stinkenden Sekreten

Kreosotum D 4, Tbl.   auch lokal bestens bewährt!
Calendula D 2, Tbl.   lokal oder aufgelöst zum Spülen

Spezielle Mittel bei weiblichen Genital-Karzinomen

Uterus-Karzinom   (KENT III/777, VOISIN S. 113)

Acid. carbolic. D 6   Portio und Vagina, brennende Schmer-
zen
Acid. nitric. D 6   Portio, „stinken und bluten"
Argentum D 6–12, Argentum nitric. D 6
Arsenic. alb. D 6–12, Arsen. jod. D 6–12
Aurum chlor. D 3–6   3 × tgl. über 3 Monate   Corpus-Ca.
Bufo D 6, Hydrocotyle D 6
Calcium ars. D 6, Calcium fluor. D 6
Caltha palustr. D 1
Carbo anim. D 6   Brennen < durch Kälte
Carcinosin D 30
Condurango D 2–30
Conium D 6–30
Graphites D 6–12
Hydrastis D 2–6
Kalium arsen. D 6   Kollum-Karzinom blumenkohlartig
Lachesis D 8   bes. auch bei Thrombosen
Lapis alb. D 2–12
Kreosotum D 4–12   stinkender Fluor (auch lokal Tbl. D 4 in
die Vagina)
Lycopodium D 6–12
Murex D 4
Phosphor D 6–12
Thuja D 4–6
Sepia D 6   bes. bei Korpuskarzinom
Silicea D 4–6

Vaginal-Karzinom

Acid. Carbol. D 6–12
Hydrastis D 2 oder Kreosotum D 4 tgl. 3 Tabletten in die
Vagina einlegen

218

Ovarial-Karzinom

    Carbo betulae polar. D 4–6   harte Karzinome
    Arsenic. alb. D 6
    Conium D 6–30
    Kreosotum D 4–6
    Lobelia erinus D 2–4   rasch wachsende Netztumoren

Vulva-Karzinom

    Arsenic. alb. D 6
    Conium D 6–30
    Thuja D 4–6

Mamma-Karzinom   KENT II/233

    Conium D 4–6–30   Brüste atrophisch, schlaff, geschrumpft. Unverträglichkeit von Kälte. Oft schwächliche Frauen (VOISIN: traurige Frauen, alte Jungfern), nach Traumen. Keine Schmerzen.

    Phytolacca D 6, 12   besonders bei Dicken

    Hydrastis D 4–12   allgemeine Abmagerung

    Asterias rubens D 8, 12   (linksseitig, Schmerzen ziehen gegen den linken Arm), verbackene Haut, Lymphknoten, Ulzeration, Schmerzen < nachts und vor der Periode, akut, lanzinierende Schmerzen.

    Graphites D 6–12   bei entsprechender Konstitution, Karzinom in alten Narben

    Capsicum D 4–6   Morbus Paget

Weitere Mittel

Acid. nitric. D 6	Acid. oxalic. D 6
Alumina D 6	Apis D 4
Argentum nitric. D 6–12	Arsenic. alb. D 6–12
Arsen. jod. D 6 nach Beginn der Ulzeration	
Badiaga D 6 mager, frostig	Bellis D 4 nach Traumen
Belladonna D 4	Bromum D 6
Bryonia D 3	Bufo D 6–12
Calcium carb. D 6	Calendula D 1–4
Calcium fluor. D 6 vielfältige Knoten	
Calcium jod. D 6 schmerzhaft < vor der Periode	
Carbo betulae polar. D 3, 4 (enthält Kobalt)	
Carbo animalis D 6 Gefäßneubildungen an der Peripherie	
Carbo veget. D 6	Clematis D 6
Chimaphila D 1 mit Schmerzen, nach Traumen	
Condurango D 3–30	Formica D 12–30
Galium D 4	Kalium jod. D 4–6
Lachesis D 8	Lycopodium D 6
Mercur. sol. D 6–12	Phosphor D 12
Plumbum D 6	Plumb. jod. D 6 schmerzhaft

Psorinum D 20–30   Pulsatilla D 4
Semperviv. tect. D 1–6   schmerzhaft, blutend, ulzeriert
Sepia D 6   Silicea D 6
Thuja D 4   Tuberculin D 30

Bei **Szirrhus** denke man besonders an

Conium D 6–30

Silicea D 12

Arsenic. alb. D 6–12

Calcium fluor. D 6

Kreosotum D 4–6

Carbo anim. D 6

(Condurango, Lapis alb., Phytolacca, Scirrhinum)

Bei **Epitheliomen**   KENT II/233

Conium, Bufo, Hydrastis

Bei **blutenden Karzinomen** haben sich bewährt

Phosphor D 6–12

Lachesis D 12, 15

Kreosotum D 4, 6, 12   Kollum

Thuja D 4–12

Sanguinaria D 4–6

Erigeron D 4–30   Uterus, Blase

Crotalus D 15   Blase 1× tgl. injiziert + Millefolium
     D 4   p.o.

Cistus canad. D 2, 4   offen, blutend

(Berberis D 3, Hamamelis D 2, Cinnamomum D 4, Glacies
     Mariae D 6 Injekt.)

Wenn bei Carcinom-Operation die Haut zu straff gespannt ist, hilft
Kalium phos. D 6

Homöopathische Mittel bei Operationen

Wenn auch in akuten Fällen die Intensivbehandlung des operierten Patienten große Erfolge aufzuweisen hat, so bleiben der homöopathischen Betreuung des Operierten doch die meisten Fälle mit ganz beachtlichen Möglichkeiten, die die Allopathie oft übertreffen, insbesondere aber nie schaden.

Vor der Operation Angst
    Aconit D 30   Unruhe, Todesangst
    Gelsemium D 12–30   Furcht mit Zittern
    Phosphor D 200 (1 ×)

Bei Operation gegen Ende vermehrte kapillare Blutung
    Millefolium D 3, 4   als Injektion

Postoperativ prophylaktisch
    Arnica D 3
    Bellis D 6

Postoperative Blutung der Wundränder   (auch sonstige hellrote Blutungen)
    Millefolium D 3, 4   als Injektion

Bauchschmerzen
    Staphisagria D 4

Darmschmerzen   (postoperativ, ehe Winde gehen)
    Raphanus D 4–6

Blähungsbeschwerden
    Raphanus D 4–6
    Momordica D 3

Blutgerinnungsstörungen
    Hirudo D 200
    Crotalus D 15
    Lachesis D 12

Nachblutung nach Abrasio
    Arnica D 6
    Acid. nitr. D 30

Narkose nicht vertragen, auch prä- und postoperative Medikamente
    Nux vomica D 6   am besten als Injektion, Okoubaka D 3

Postoperative Übelkeit, Erbrechen
>Nux vomica D 6   (bei den wenigen Versagern hilft dann
>Lycopodium D 6, Ferrum D 4–12, Okoubaka D 3)

Arrhythmie
>Nux vomica D 4
>Barium c. D 4

Anhaltendes Erbrechen
>Nux vomica D 6
>Apomorphin D 4, 6
>Ipecacuanha D 4

Toxische Erscheinungen auf Medikamente (Exanthem usw.)
>Okoubaka D 2, 4   (D 6 Injektion)

Unruhig, aufgeregt
>Aconit D 30
>Rhus tox. D 6–12

Unruhe bei Nacht
>Arsenicum alb. D 12, 30

Bei Nervenverletzungen prophylaktisch
>Hypericum D 3–6

Bei Schmerzen durch Nervenzerrungen und Lähmungen
>Hypericum D 3–6

Schmerzen mit Angst und Unruhe
>Aconit D 6
– nach Laparotomien
>Raphanus D 6
>Colocynthis D 4, 6
>Hamamelis Ø–D 12   (BOERICKE)
>Hypericum D 6 + Arnica D 6   Wundschmerz

Neuralgien   nach kastrierenden Operationen
>Aconitum D 10

Neuritis   postop.
>Cepa D 12–30

Migräne   nach Uterusextirpation
>Tormentilla D 30

Schock
>Arnica D 4
>Camphora D 3

Veratrum alb. D 4
Arsenicum alb. D 6–30

Kolik nach Laparotomie
Staphisagria D 4

Singultus
Hyoscyamus D 6 (Raphanus D 6, Laurocerasus D 4, 6)

Anurie
Causticum D 4–200

Darmatonie nach Laparotomien
wird durch prophylaktische Gabe von Staphisagria D 4 (4 Tage tgl. 1 Injektion) fast immer vermieden, ebenso der **Blähbauch** und **Schwierigkeiten beim Abführen.**

Staphisagria leistete bei einer großen Vergleichsreihe von 3000 Laparotomien soviel wie die nicht ungefährlichen allopathischen Parasympaticomimetica (Ubretid).

Bei Sectio Staphisagria D 8!

Intubations-Laryngitis, -Tracheitis
läßt sich ganz erheblich verringern durch prophylaktische Gaben von Arnica D 3, 4

Katheterzystitis
ist besonders bei vaginalen Operationen (vordere Plastik) sehr häufig. Beste Prophylaxe Arnica D 3, 4 und mit gleichem Erfolg Acid. camphoricum D 4 oder beide kombiniert. Am Kreiskrankenhaus Reutlingen bekamen die Operierten 4 Tage lang Staphisagria D 4 und Arnica D 4 in der Mischspritze 1 × tgl., anschließend 1 Woche Arnica D 3 per os 3 × tgl., ca. 7 Tropfen. Dabei fanden sich 50 % weniger Harnwegsinfekte als bei allopathischer Behandlung. Weiter siehe bei Zystitis.

Nach Operationen zäher Schleim
Stannum D 3

Darmatonie, Subileus, Ileus
Die Stärke der Homöopathie liegt in der Vorbeugung. Man kann Opium D 6–30 und Staphisagria D 4 versuchen, sollte aber mit der schulmedizinischen Intensivtherapie nicht zu lange warten!

Infektionsprophylaxe

Pyrogenium D 15–30, wenn nicht intensivere Therapie mit Lachesis D 12, Pyrogenium D 30, Echinacea D 4 als Injektion i. m. angezeigt ist.

Entzündliche Suturen der Naht

Arsenic. alb. D 30

Bauchdeckeninfiltrat

Hepar sulf. D 30 tgl.
Merc. bij. D 6 Tbl.

Drohende Peritonitis   (siehe auch Infektionsprophylaxe)

Aconit D 6
Veratrum vir. D 6
Belladonna D 4
Bryonia D 3

Septisches Fieber

(sofern nicht Antibiotika indiziert sind oder wenn Antibiotika versagen oder nicht vertragen werden)
Lachesis D 12, 15 + Echinacea D 4 + Pyrogenium D 15, 30 (Mischspritze)
Belladonna D 4 + Echinacea D 4   Mischspritze
Baptisia D 4, 6
Chininum arsenic. D 6   (Schüttelfrost)
Rhus tox. D 6

Erysipel

(Antibiotika sind fast immer entbehrlich)
Belladonna D 4, 6
Rhus tox. D 4, 6
Apis D 4
China D 4

Meteorismus

China D 4–12
Staphisagria D 4, 8 i. v.

Eiterungen

Hepar sulf. D 3–4–200
Myristica D 3   „das homöopathische Messer"
Mercurius sol. D 6 Tbl., nach einigen Tagen Übergang auf Mercurius bij. D 6 Tbl.
Silicea D 4, 6 Tbl. bei chron. Eiterungen

Phlebitis

> Lachesis D 12 + Echinacea D 4 + Pyrogenium D 30 am besten als Mischspritze, ebenso
> Belladonna D 4 + Echinacea D 4
> Apis D 4
> Pulsatilla D 4
> Hamamelis D 2
> Arnica D 3, 4   zur Vorbeugung

Obstipation

> Nux vom. D 6
> Graphites D 6–12
> Natrium mur. D 6
> Opium D 6–30

Flatulenz, Blähungen   gehen schwer ab, machen Beschwerden

> Momordica D 3   auf Diagnose
> Colocynthis D 4   > Druck auf den Leib
> Opium D 6
> Magnesium phosph. D 4–8
> Carbo veget. D 6
> Staphisagria D 4
> Dioscorea D 6   > Liegen auf dem Bauch
> Lycopodium D 6–12, Bauch berührungsempfindlich
> Raphanus D 4–6   kann nicht aufstoßen, nicht Winde lassen

Cystitis, Dysurie

> Terebinthina D 6 (1 × D 200)
> Cantharis D 4, 6
> Mercurius corr. D 4, 6
> Populus trem. D 2
> Acid. nitric. D 6
> Acid. benzoic. D 6   (Pferdeharngeruch)
> Belladonna D 4
> Prunus spin. Ø–D 1, Conium D 6 Blasen-Atonie

Niereninsuffizienz (falls nicht Intensivbehandlung erforderlich!)

> Cuprum arsenicosum D 6
> Merc. corr. D 6
> Glonoin D 6

Schmerzen postop.

> Hamamelis Ø–D 12   (BOERICKE)

Resturin

>Bursa past. D 2–4
>Natrium sulf. D 4

Herzschwäche

>An 1. Stelle stehen Strophanthin und Digitalis in schulmedizinisch üblicher Dosis.
>Crataegus Ø postop. und bei Altersherz besonders indiziert, kann auch immer Strophanthin und Digitalis zugegeben werden (Crataegutt-Stroph., Crataelanat).
>Cactus D 1   bei starker Herzbeklemmung
>Veratrum alb. D 4   mehr bei Kreislaufkollaps
>Laurocerasus D 4   bei Cor pulmonale (auch wenn **Zyanose** trotz Strophanthin-Volldosierung anhält).
>Bei Versagen von Strophanthin-Volldosis hilft oft noch Apocynum D 4

Dekubitus

>Acid. fluoric. D 6
>Arnica D 3
>Echinacea D 3, 4
>Lachesis D 12
>Hypericum D 6

– Prophyl.

>Paeonia D 3, Schüssel mit Wasser unter das Bett schieben, täglich frisch (nach E. SCHLEGEL)

Überschießende Granulationen

>Acid. nitric. D 6–12

postoperative Verwachsungsbeschwerden   (Störfeld Narbe!)

>Calcium fluor. D 6
>Graphites D 6–12
>Hypericum D 6   „die Arnica der Nerven"
>Naja D 15   Schmerzen links (linke Leiste)
>Silicea D 4, 6

Adhäsions-Prophylaxe

>Calcium fluor. D 6

Uterus-Verwachsungen

>Lilium tigrin. D 6
>Sepia D 6

Nerven-Verletzungen
Hypericum D 6–30
Spigelia D 4   li.-seitig

Beschwerden nach Totaloperation
Aconit D 6–30

Schlaflosigkeit
Hyoscyamus D 6

Narben – Schmerzen
Ac. fluor. D 6   Rötung, Jucken < i. d. Wärme
Ac. nitricum D 6   < bei Wetterwechsel
Causticum D 6   < bei kaltem, trockenem Wetter
Calcium fl. D 6   mit Neigung zu Keloid
Sulfur jod. D 6   Verhärtung und Rötung
Conium D 6   auch lokal als Conium Salbe

Narben – Neurinom
Hypericum D 6   hilft oft im Beginn

– Kontrakturen
Graphites D 12

– zur Resorption von N.
Silicea D 4–6, Thiosinamin D 4 (auch bei Adhäsionen und Strikturen)

– Wucherung – Keloid
Ac. fluor D 6   juckend, derb, rot
Ac. sulfur. D 6   brennend
Ac. nitric. D 6, Calcium fluor. D 6
Badiaga D 6   blaß (+ Graphites D 6)
Silicea D 4, Thuja D 4, Carcinosin D 30
Causticum D 4–6   schmerzhaft
bewährtes Mittel: täglich mit Zitrone einreiben, am besten prophylaktisch

Psychophysische Dystonien nach Hysterektomie
Arsen. alb. D 30 (L M VI)

Rekonvaleszenz-Mittel
Ac. aceticum D 6   alle Säuren können in Frage kommen
Acid. phosphor. D 3 (6)   Schwäche, besonders nach Eiterung

Ac. picrin. D 6–30   sexuelle und allgemeine Schwäche, will liegen und ruhen, > Bewegung in frischer Luft, > kaltes Wasser, < Hitze

Acid. sulfuric. D 6

Ambra D 3   nervöse Schwäche, schlechter Schlaf

Avena Ø   schlechter Schlaf, Appetitlosigkeit

China D 4–12   nach Blutverlusten

Causticum D 4, 6

Castoreum D 3, 4

Helonias D 3, 4

Natrium m. D 200   (chronische Harnwegsinfekte)

Carbo veget. D 12   Kälte, Blässe (evtl. lokales Brennen) Entmutigung, Kollaps, kalter Schweiß, aufgesprungene Lippen, will frische Luft, heisere Stimme

Veratrum alb. D 4   Hypotonie, Kollaps-Neigung

Psorinum D 30   verzögerte Rekonval.

Selen D 6   Schlafsucht

Lähmungen   (Lagerungsschäden)
Hypericum D 6–30–200–1000

Fisteln
Silicea D 4

–   nach Bauchoperationen
Aethiops antimon. D 4

Lymphödem nach Mamma-Karzinom-Operation
Acid. fluoric. D 6   (Ungt. Lymphaticum, Cholin. citr. Inject.)

Wundschmerz
Hypericum D 6 und Arnica D 3–6

post-appendizitisches Syndrom
Nux vom. D 4–12
Abrotanum D 30
Teucrium D 4–6

Geburtshilfe

Zwischen den Extremen der natürlichen Geburt mittels „Psycho-Prophylaxe" nach *Read* und der „programmierten", chemisch induzierten und gesteuerten, **künstlichen** Geburt steht die **homöopathisch geleitete Geburt als die ideale Methode.** Kombiniert mit der Methode nach READ oder auch allein, erreicht man bei einer solchen **biologischen** Geburt eine wesentliche Schmerzlinderung und eine erhebliche Geburtszeitverkürzung; besonders angenehm für die Frauen und absolut unschädlich für die Kinder. Komplikationen unter und nach der Geburt sind bei der programmierten Geburt nach großer Statistik 5mal so häufig!

Die Spasmolyse ist wirkungsvoller als mit stärksten allopathischen Mitteln. Die Schmerzlinderung kommt nicht immer an die starken allopathischen Mittel heran, ist aber fast immer ausreichend. Hinzu kommt, daß auch bei Erstgebärenden sich bei nur mittelkräftigen Wehen ein normaler Geburtsfortschritt zeigt.

Bei Wehenschwäche reichen die homöopathischen Mittel meist aus, in seltenen Fällen sind Oxytocingaben nötig.

Auch zu einer Geburtseinleitung sollte man nur homöopathische Mittel verwenden.

Natürlich gehören zu der „biologischen" Geburt auch Eingriffe des Geburtshelfers wie Blasensprengung, Muttermundsdehnung, Entleerung von Blase und Darm usw.

Zur **Vorbereitung auf die Geburt** und damit Erleichterung der Geburt gibt es sehr bewährte Mittel:

Hauptmittel

> **Caulophyllum** D 3, 4 (3 × tgl. 1 Tabl. 2–3 Wochen vor der Geburt)
>
> **Pulsatilla** D 4, 6   (3 × tgl. 7 Tropfen 4–6 Wochen vor der Geburt)
>
> Bei Frauen mit sehr rigiden Weichteilen gibt man beide Mittel 6 Wochen vorher (2 × tgl. im Wechsel) unter Einschaltung arzneifreier Tage.

Weitere Mittel

> Arnica D 3   (bewährt, auch wenn man es mit Beginn der Wehen nimmt)

Cimicifuga D 3   (nimmt auch Angst vor der Geburt)

Mitchella rep. Ø

Aristolochia D 6

Viburnum op. D 4   nach erschwerten Geburten mit Zervix-
spasmus

Auch kombinierte Rezepte haben sich bewährt:

Arnica D 3 + Gelsemium D 4 + Cimicifuga D 3 + Pulsatilla
D 4 + Caulophyllum D 3

Angst vor der Geburt

Aconit D 6   bis zur Todesangst

Coffea D 6

Platin D 6

Cimicifuga D 12   Angst, daß etwas nicht gutgeht

Gelsemium D 4   Erwartungsangst

Schema
einer normalen, homöopathisch geleiteten Geburt

1. Patientin hat gute Wehen
(bei rigidem Muttermund und erhaltener Zervix
    Caulophyllum D 3 Tbl.)

bei Muttermund von ca. 3 cm
    Gelsemium D 4 s. c.

bei Muttermund von 4–6 cm
    Blasensprengung

bei Muttermund von ca. 6 cm
    Gelsemium D 4 s. c.

– bei starken Schmerzen
    dazu Chamomilla D 4–6
Wenn der Kopf in Beckenmitte ist, kann meist eine halbe Stunde danach
der Muttermund auf Vollständigkeit gedehnt werden.

2. Patientin hat zu schwache Wehen
Man gibt halbstündlich 3 Tropfen Cimicifuga D 1 (besonders wirksam
nach Blasensprengung)

oder bei sehr rigidem Muttermund stündlich 1 Tbl. Caulophyllum D 3

bei Muttermund von 3–5 cm (auch bei leichten Wehen)
    Gelsemium D 4 s. c.

Wenn nötig, später noch 1 Gabe
    Gelsemium D 4

– bei starken, schmerzhaften Wehen
    + Chamomilla D 4–6

3. Geburtseinleitung
Blasensprengung (nur wenn der Kopf fest ist!)
    halbstündlich 3 Tropfen Cimicifuga D 1

weiterer Verlauf wie oben

Muß die Geburt eingeleitet werden, wenn die Zervix noch nicht aufge-
lockert oder der Muttermund sehr straff ist, gibt man (einige Tage)
vorher 3–4 × tgl. 1 Tbl. Caulophyllum D 3

4. Wehen sind zu schwach oder lassen nach

man gibt

Caulophyllum D 6 (evtl. i.v., besonders bei Mehrgebären-
den wirksam)

oder

Cimicifuga D 1 halbstündlich 3 Tropfen

oder

Pulsatilla D 4 oder Ustilago D 30

Merke: Wird die Geburt durch homöopathische Mittel unterstützt,
reichen mittelkräftige Wehen für einen normalen Geburtsfortschritt
aus (sie erreichen soviel wie Oxytocin-induzierte kräftige Wehen).

Geburtseinleitung

Blasensprengung (wenn Kopf fest)

Cimicifuga D 1 alle halbe Stunde 5 Tropfen, bis die Wehen
ausreichend sind (3–6 ×)

Follikulin D 30 Nach VOISIN 3–4 Tage 1 Gabe

Pulsatilla D 2–4 besonders, wenn dem Typ entsprechend

Caulophyllum D 6 evtl. s.c. oder i.v. Injektion, besonders
bei Mehrgebärenden wirksam (ev. D 30 i.v.)

Gelsemium D 4 bei sehr straffem Muttermund

Ustilago D 30 i.v.

Mit Beginn der Wehen kann man geben:

Arnica D 3–4

Bellis D 6 „die Arnica der Gebärmutter"

Cimicifuga D 1 bei schwachen Wehen. Hat eine wehenan-
regende, spasmolytische und analgetische Wirkung

Caulophyllum D 3–6 bei nicht ausreichenden Wehen, Mut-
termundrigidität (evtl. Injektion, sonst stündlich 1 Tbl.)

Arnica D 3 und Calendula D 2 sollen Komplikationen vor-
beugen

In der Eröffnungsperiode

Gelsemium D 4 Hauptmittel, in jedem Fall zu geben, beson-
ders bei Muttermundrigidität, kann wiederholt werden
(evtl. 1 × D 30 nach LUTZE).

Bei 5 cm weitem Muttermund kann bei genügend tiefstehen-
dem Kopf ca. eine halbe Stunde nach der Injektion der
Muttermund meist auf Vollständigkeit *gedehnt* werden (al-
len allopathischen Mitteln einschließlich dem Dolantin
überlegen!)

232

- Bei sehr schmerzhaften, starken Wehen ist zu empfehlen:
    Gelsemium D 4 + Chamomilla D 4, 6   als Mischspritze
- bei mäßigen Wehen
    Gelsemium D 4 + Caulophyllum D 6   als Mischspritze

Bei Muttermundsrigidität

Gelsemium D 3, 4   auch bei Krämpfen
Caulophyllum D 3   starrer Muttermund, stündlich 1 Tbl.
Chamomilla D 4–200   unerträgliche Schmerzen (Coffea)
Belladonna D 3–6
Magnesium phosphor. D 8–30   i. c. Quaddeln lumbosakral
    (Conium D 4, Veratrum vir. D 4–6)

Bei Geburt

- Ohnmacht – Bewußtlosigkeit
    Veratrum alb. D 4

- Herzschmerzen
    Cimicifuga D 3–6

- seelische Erregung, schmerzüberempfindlich
    Coffea D 6–12

- Zittern ohne Geburtsfortschritt
    Caulophyllum D 6

- Krämpfe (hysterisch)
    Cimicifuga D 4 (Chamomilla)

- Fingerkrämpfe
    Cuprum acet. D 4
    Dioscorea D 6
    Sepia D 6

- Unterschenkelkrämpfe
    Cuprum acet. D 4
    Magnesium phos. D 4–30

- Wadenkrämpfe
    Nux vom. D 4–12

- Zehenkrämpfe
    Cuprum acet. D 4

- Rektum-Prolaps
    Mezereum D 4, 6   sehr empfindlich, schwer reponierbar

- Unruhe
    Aconit D 6–30, Camphora D 2, 3

- Eklampsie   (schulmedizinische Intensiv-Therapie!)
    Zincum zyan. D 12–30
    Helleborus D 6 + Solidago D 3
    Cimicifuga D 4–6
    Secale D 6–12   mit Spreizen der Finger

Wehen   KENT III/802

- **Anregungsmittel**
    Cimicifuga D 1
    Caulophyllum D 6
    Gelsemium D 4
    Crocus D 4, 6
    Pulsatilla D 4
    (Leonurus D 1, Cardiospermum D 1–2, Ustilago D 30)

- **Schwäche**
    Cimicifuga D 1
    Gelsemium D 4
    Pulsatilla D 4
    Caulophyllum D 6, 30   krampfhaft überspringend, Ausset-
        zen, Erschöpfung, wilde Wehen (evtl. + Chamomilla oder
        Gelsemium)
    Cuprum acet. D 4, 6   träge, sich hinziehend

- – *weitere Mittel*
    Kalium carb. D 4
    Mitchella D 3, 4
    Ustilago D 30
    (Secale, Opium, Natrium mur., Belladonna, Nux vom., Carbo veget., Ruta,
        Thuja, Natrium carb., Graphites, Gossypium, Aristolochia)

- **hören auf**
    Cimicifuga D 1
    Pulsatilla D 4
    Kalium carb. D 4
    Caulophyllum D 6
    (Opium, Belladonna, Natrium mur., Graphites, Sepia, Thuja,
        Ustilago, Secale, Causticum, Coffea, Nux vom., Chamo-
        milla)

- **kurz dauernd**
  Caulophyllum D 4–6
  Pulsatilla D 4
- **erfolglos**
  Kalium phos. D 6   und schmerzhaft
  Viburnum D 1–3   unregelmäßig, schwach
  Kalium carb. D 4
  Nux vom. D 6   in der Austreibungsperiode
- **träge**
  Pulsatilla D 4
- **unregelmäßig**
  Pulsatilla D 4
  Caulophyllum D 6
  Nux vom. D 4–6
  Viburnum D 1–3   und schwach
- **zur Unterstützung** allgemein
  Kalium phosphor. D 3–6   besonders bei starken Kreuz-schmerzen
- **übermäßig stark**
  Chamomilla D 4–6 + Gelsemium D 4   (Mischspritze)
  Belladonna D 3–4
  Nux vom. D 4–6
  Sepia D 6
  Coffea D 6
  Ustilago D 6
  Arnica D 3
  Lycopodium D 6
- **langdauernd**
  Pulsatilla D 4
  Secale D 6
  Cinnabaris D 4
- **Krampf-W.**
  Cimicifuga D 4   (evtl. i.v. Injektion)   Caulophyllum D 3, 4, Aristolochia D 3, Magnesium phos. D 4, Gelsemium, Belladonna, Chamomilla, Ignatia, Pulsatilla, Secale
- **anfallsweise im Rücken**
  Nux vom. D 4–6
  Sepia D 6

Wehen – Bauchschmerzen bei W.

    Sepia D 6

– **Frost, Kälte bei W.**

    Pulsatilla D 4

    Cyclamen D 4

    Ignatia D 6, Coffea D 6–12

– **Frösteln** nach W.

    Kalium carb. D 4

    Kalium jod. D 6

– **Bewußtlosigkeit** bei W.

    Nux vom. D 6

    (Cimicifuga, Pulsatilla, Coffea, Secale)

– **Furcht vor dem Tode**

    Aconit D 6

    (Coffea, Platin)

– **Kreuzschmerzen** bei W.

    Nux vom. D 4, 6

    Kalium phosph. D 4,6

    Sepia D 6–12, Podophyllum D 4, 6

– **verursachen Stuhldrang** (wenn Kopf noch nicht auf Beckenboden)

    Nux vom. D 4, 6

    Platin D 6

– **mit Prolapsgefühl**

    Secale D 6

– **mit übermäßigem Preßdrang**

    Nux vom. D 6 (führt zu Gegenperistaltik)

– **Zittern** ohne Geburtsfortschritt

    Caulophyllum D 3–6

Wehen-Schmerzen

    Arnica D 3, 4 oder Bellis D 6 kann man von Beginn der Wehen an geben

    Chamomilla D 4, 6, 30, 200 spastisch, unerträglich, Unruhe, Wehen beginnen im Rücken, gegen die Innenseite der Oberschenkel ausstrahlend (evtl. + Gelsemium-D 4-Injektion)

    Ignatia D 4 Krampfwehen

Nux vom. D 200   Krampfwehen gegen das Rektum mit
  Stuhldrang
Belladonna D 4, 6   Krampfwehen, berührungsempfindlich
Sabina D 4, 6   Kreuzbeinschmerzen
Kalium carb. D 4, 6   Lumbosakralschmerz
Causticum D 4
Pulsatilla D 4
Hyoscyamus D 6

– – **quälend**
Gelsemium D 4
Sepia D 6
Kalium carb. D 4, 6
Caulophyllum D 6
Coffea D 6–12   unerträglich
Belladonna D 4
Aconit D 6
Arnica D 3

– – mit Wundheitsschmerz
Arnica D 3

– – treiben zur Verzweiflung
Chamomilla D 4–200
Aurum D 12

– – mit häufigem Aufstoßen
Borax D 2–6

– – krampfhaft
Caulophyllum D 4, 6
Chamomilla D 4, 6
Gelsemium D 4
Hyoscyamus D 6
Pulsatilla D 4
Nux vom. D 4–12   (vergeblicher Stuhldrang)
Causticum D 4, 6
Dioscorea D 6
Sepia D 6
Secale D 6

Bei **Plazentaretention** versuche man

        Cantharis D 6
        Sepia D 6
        Viscum alb. D 1–3   Wehenmangel nach Geburt
        Causticum D 30
        Sabina D 4
        Ustilago D 12 i. v.

Nach der Geburt – im Wochenbett
KLUNKER III/495

Hier treten vielerlei Beschwerden auf, die einer homöopathischen Behandlung fast immer besonders gut zugänglich sind. Besonders wenn die Frau stillt, ist es wichtig, stark wirkende allopathische Mittel zu vermeiden.

Nach der Geburt haben sich folgende Mittel *prophylaktisch* bewährt:
Arnica D 3 oder
Bellis D 3 „die Arnica der Gebärmutter", evtl. gefolgt von
Lachesis D 12, 15

Frühere Beschwerden nach Geburt schlechter
Lachesis D 12, 15

Adnexkrampf
Cuprum acet. D 4, Clematis D 3

Akne am Kinn
Sepia D 6–12

Alkoholismus
Nux vomica D 6–30

Alopezie KENT I/185
Sepia D 12
Selen D 12
(*Lycopodium* D 4–6, *Sulfur* D 12, Natrium mur. D 12, Calc.,
Ac. nitr., Carbo veget.)

– infolge Schwäche nach der Geburt
Calcium c. D 12, Lycopodium D 12, Sepia D 12

Amenorrhö nach Abstillen
Sepia D 6–12

– durch längeres Stillen
Ac. aceticum D 6–12 (China D 4–12)

Anämie durch Stillen
Ac. aceticum D 6–12
China D 6–12

Analprolaps
Ruta D 1–3 beim Bücken

Anurie
Causticum D 4, 6
(Hyoscyamus D 6, Arnica D 3, Opium D 6, Belladonna D 6,
Ignatia D 6, Equisetum D 1–12)

Atonie
Ustilago D 2, 3   (D 12 i.v.)
Gelsemium D 4
Aconit D 4   hellrote Blutungen mit Todesangst
(Castor equi D 200, Gossypium)

Blasenbeschwerden, Zystitis   (s. auch Dysurie)
Staphisagria D 4–6

Blutung reichlich
Ustilago D 2–3

– *atonische*
Ustilago D 2–3   (D 12 i.v.)

Cystitis
Staphisagria D 4–12

Depression
Platin D 6–200

Diarrhö
Chamomilla D 4, 6
(Pulsatilla D 4, Hyoscyamus D 6, Secale D 4, 6)

– nach Abstillen
China D 4–12, Argentum nitr. D 6

Descensus
Podophyllum D 3–6

Deszensusgefühl
Sepia D 6, 12
Aletris D 3   Schwäche
Fraxinus D 3   Subinvolution

Dysurie
Equisetum D 1–12
Rheum D 6   und Diarrhö

Eklampsie   (schulmedizinische Intensivtherapie)
Oenanthe croc. D 2–6

Endometritis
>Kreosot. D 4, 6   stinkende Lochien
>Belladonna D 4   (evtl. + Echinacea D 4)
>Lachesis D 12, 15
>Senecio D 4   Wochenfluß lang anhaltend
>bei allen Entzündungen, besonders mit Fieber, hat sich zu
>Beginn eine Mischinjektion von
>*Lachesis D 12 + Pyrogenium D 30 + Echinacea D 4* bewährt.

Erkältung
>Aconit D 6–30

Flatulenz
>Terebinthina D 6

Hämorrhoiden
>*Collinsonia* D 3
>Kalium carb. D 4   brennend
>Apis D 4   oft anfangs bei sehr starkem Ödem
>(Aconit, Aloe, Pulsatilla, Belladonna, Ignatia)

Harnverhaltung s. bei Anurie

Harninkontinenz
>Arnica D 3
>(Belladonna, Causticum, Hyoscyamus, Trillium)

Harnträufeln
>Trillium pend. D 1–3

Hypogalaktie   s. Kap. Stillen

Kokzygodynie
>Hypericum D 6

Kopfschmerzen
>China D 4–12   besonders nach Blutverlusten

Krämpfe
>Stramonium D 6–12

Lochien
– spärlich
>*Pulsatilla* D 4
>Belladonna D 4
>Aconit D 6   nach Verletzung

- Stauung
  Pulsatilla D 4 (evtl. 1. Gabe als Injektion)
  Potentilla ans. D 1
  Aristolochia D 3 (Sulfur, Bryonia, Pyrogenium, Aconit)

- klumpig
  Kreosotum D 4, 6
  Cimicifuga D 1

- stoßweise
  Platin D 6–12

- unterdrückt
  Aconit D 4, 6, Leonurus D 6
  Aralia Ø–D 6 mit aufgetriebenem Uterus

- scharf
  Kreosot. D 4, 6
  Sepia D 6, 12
  Pyrogenium D 15
  (Acid. nitric., Lilium tigr., Platin, Mercur., Silicea)

- zu lange dauernd und zu stark
  Ustilago D 2, 3 auf Diagnose
  Secale D 2, 3, 4 dunkel, passiv
  Senecio D 2–4
  Erigeron D 4 hell
  Ipecacuanha D 4 hell, Kollaps
  Millefolium D 4 hell
  Cyclamen D 6 kolikartige Schmerzen, nach unten ziehend
  China D 4–12 dunkel, Schwäche
  (Natrium mur., Caulophyllum, Kalium c., Acid. carbol., Rhus
    tox., Kreosot., Xanthoxyll.)

- stinkend
  Kreosot. D 4, 6 auf Diagnose
  Pyrogenium D 15–30 mit Fieber, Frösteln, Schweiß
    (nur 1 ×)
  Stramonium D 6 aashaft
  Baptisia D 2–20 scharf stinkend
  (Carbo an., Secale, Kalium phos., Sepia, Crotalus horr., Car-
    bo veget., China, Bryonia, Rhus tox., Belladonna, Silicea,
    Sulfur, Acid. chromicum D 6–12)

Metritis

Cantharis D 6   mit Zystitis
Belladonna D 4, 6
Lachesis D 12, 15
(zu Beginn Mischinjektion mit Lachesis D 12 + Pyrogenium
  D 30 + Echinacea D 4)
(Nux vomica D 6, Tilia D 6)

Muskelkater

Rhus tox. D 6
Acid. sarcolact. D 6   (evtl. als s. c.-Injektion)

Muskelschmerzen

Acid. sarcolact. D 6

Mutterbänder (Rotundum) Schmerz

Clematis D 3

Nachwehen   KENT III/799

Gibt man nach der Geburt laufend *Arnica*, braucht man meist
  keine Mittel für Nachwehen
Arnica D 3
Pulsatilla D 4
Cimicifuga D 4, 6
Chamomilla D 6–200   unerträglich
Cuprum D 4, 6
Aconit D 4, 6   mit Furcht und Unruhe
Gelsemium D 4
Caulophyllum D 3, 4
Viburnum prun. D 2–6
(Secale D 4, 6, Sabina, Belladonna, Nux vom., Ignatia, Rhus
  tox., Sepia, *Kalium* c., Sulfur, Hypericum, Bryonia, Xan-
  thoxylum D 3–12)

Nymphomanie

Zincum D 6–30
Platin D 6–200
Veratrum alb. D 4, 6
(China, Kalium brom., Phosphor)

Obstipation

Lycopodium D 6–12
Bryonia D 6
Collinsonia D 3

– *bleibt*
    Nux vom. D 6
    Zincum D 6–12
    Veratrum alb. D 4
    Lycopodium D 6–12
    Lilium tigr. D 6
    Mezereum D 6

Panaritium
    Cepa D 4, 6

Phlebitis
    Lachesis D 12, 15
    Sulfur D 6, 12
    Rhus tox. D 4, 6
    Urtica D 4–12, Belladonna D 4
    (evtl. im Beginn Mischspritze Lachesis D 12 + Pyrogenium
    D 30 + Echinacea D 4)

Phlegmasia alba dolens
    Crotalus D 12, 15
    (Arsen, Hamamelis, Bufo, Pulsatilla)

Psychosen   (Zeitschrift klass. Hom. 3/67)
    Platin D 6–200
    Lachesis D 12–30
    Lilium tigr. D 6–30
    (Cimicifuga, Aurum, Belladonna, Hyoscyamus, Lycopodi-
    um, Natrium mur., Nux vom., Pulsatilla, Secale, Sulfur,
    Vertrum alb., Stramonium, Zincum, Cuprum, Hypericum)

Puerperalfieber
    Beginn mit einer Mischspritze *Lachesis D 12 + Pyrogenium
    D 30 + Echinacea D 4 i. v.* Die Injektionen können dann
    1–2 × täglich (auch s. c.) wiederholt werden, ohne Pyroge-
    nium.
    Baptisia D 2–20   wirkt nur kurz
    Acid. carbolic. D 6   Stinken (Pyrogenium)
    Crotalus horr. D 12, 15
    Kalium carb. D 4, 6   Stechen, plötzlich kommend und ver-
    gehend, Meteorismus (Vipera)

Rektum-Prolaps
    Ruta D 1–3

Rückenschmerzen
    Kalium carb. D 4–30
    Cocculus D 6
    Hypericum D 6

Schwäche nach Geburt und Stillen
    China D 4–12   („Folge von Säfteverlusten")
    Chininum arsenic. D 4
    Chininum sulfur. D 6
    Arnica D 3   Zerschlagenheitsgefühl (Rhus tox.)
    Kalium carb. D 4   mit Rückenschmerzen
    Avena Ø   auch appetitlos
    Aletris D 1–3

Sexuelles Verlangen erhöht   KENT III/776, KLUNKER III/605
    Platin D 6–12, Hyoscyamus D 6–12, Moschus D 6

Steißbeinschmerzen
    Hypericum D 6

Still-Anämie   siehe bei Anämie

Stillschwäche   s. S. 247

Stuhlgang   in Gegenwart anderer nicht möglich
    Ambra D 3

Subinvolution   (lang anhaltende Lochien und Fluor)
    Bellis D 4–6
    Helonias D 2   ständig Kreuzschmerzen, fühlt den Uterus
    Psorinum D 15–30
    Fraxinus amer. D 3
    Aurum muriat. natron. D 4, 6
    (Lilium tigr., Sepia, Secale)

Thrombose
    Pulsatilla D 4
    Lachesis D 12, 15
    Crotalus D 12, 15
    Hamamelis D 2–4
    Arsenicum alb. D 6–12
    Bufo D 6–12
    Rhus tox. D 6

Trunksucht
>Nux vomica D 6–30

Uterusprolaps
>Podophyllum D 6

Varikosis
>Calcium fluor. D 6–12
>Pulsatilla D 4
>Hamamelis D 2

Weinen ohne Grund
>Pulsatilla D 4, 6

Wundheitsgefühl in Becken und Damm
>Bellis D 4–6

Zerschlagenheitsgefühl
>Bellis D 4–6
>Arnica D 3–6

Stillen – Stillschwierigkeiten

Milcheinschuß bleibt aus
Secale D 6

Milcheinschuß besonders stark (auch mit Fieber)
Phytolacca D 12   hart, empfindlich, gestaut, am besten Injektion 2 × tgl. s. c.
Bryonia D 6   erschütterungs- und berührungsempfindlich
Phytolacca D 1   nach Abstillen mit allop. Mitteln

Agalaktie – Hypogalaktie KENT II/234, VOISIN S. 610
Calcium carb. D 6–12   lymphatische Frauen mit gespannten Brüsten
Lac deflor. D 12
Agnus cast. ∅   auf Diagnose, morgens nüchtern 40 Tr. (Agnolyt), Erfolg nach 10 Tagen
Urtica ∅ bis D 12   Mammae schmerzhaft geschwollen, aber kaum Milch

weitere Mittel
Alfalfa D 1–2   bes. bei Appetitlosigkeit
Asa f. D 4–6   mit Überempfindlichkeit
China D 4   nach Blutverlusten
Galega D 4   bei Anämie
Pulsatilla D 12–30
Sulfur D 12–30   nach Unterdrückungen (Hautausschläge), nach Grippe
(Zincum D 12, Lactuca ∅, Ricinus D 6 alle 4 Stunden, Natrium mur. D 12,
Ac. phosph. D 6, Silicea D 6, Johimbin D 4–6)

Milch versiegt
Calcium c., Urtica ur., Lac deflor., Tuberculin, Thyreoidin D 15, Placenta D 1–3 Trit.

–   –   nach Erkältung
Pulsatilla, Dulcamara (Panschen im kalten Wasser)

–   –   nach Erregung
Ignatia, Causticum, Chamomilla nach Zorn

Galaktorrhö – Milch fließt von selbst KENT II/234
Lac. canin. D 15   Brust geschwollen, schmerzhaft
Calcium carb. D 12, schlaffe Karbonikerin
Pulsatilla D 6
(Borax D 3, Phytolacca D 1–4, Kalium jod. D 6)

Milchstauung – Milchknoten

Phytolacca D 12, Jodum D 6

Ac. aceticum D 12   Milch bläulich, durchsichtig

Hypergalaktie (Sekretion dämpfend)   KENT II/234

Phytolacca D 1–4   je mehr Milch, desto tiefer die Potenz

Lac caninum D 15

Calcium carb. D 6–12   Milch wässerig

(Borax D 3, Bryonia D 6, Piper nigr. D 6, Conium D 4, Salvia
D 1, Pulsatilla D 4, Belladonna D 4)

Abstillen

Die hom. Mittel wirken nicht so stark wie die Prolaktinhem-
mer

Phytolacca D 1 auch dort wirksam, wo trotz Prolaktinhem-
mern Milcheinschuß auftritt

Calcium carb. D 12   lymphatisch-pastös

Pulsatilla D 12, Lac canin. D 6

(Salvia D 1, Belladonna D 4, Nux vom. D 4)

Milchsekretion nach Abstillen

Pulsatilla D 4, Conium D 6   lange wässeriges Sekret

Milch wässerig   KENT II/234

Calcium c. D 6, Pulstilla D 6, Tuberculin D 30, Aurum s.
D 12   mit Hitze in den Mammae, Ricinus D 6

Beim Stillen

Beschwerden verstärken sich beim Stillen   KENT I/524

Anämie

   Acid. aceticum D 6–30

Appetit vermindert

   Galega D 4, Alfalfa D 1–2

Brustschmerzen

   Chamomilla D 6–30

   Borax D 3–6   Schmerzen i. d. anderen Brust

   Croton t. D 6   heftiger Schmerz bei Rhagaden

   Crocus D 6   als ob die Brust mit einer Schnur zurückgezogen würde

   Phytolacca D 12   in den ganzen Körper ausstrahlend

   Phellandrium D 3   Schmerzen zwischen den Saugakten, i. d. ganzen Körper ausstrahlend

   Urtica D 6   Brust schmerzhaft geschwollen, aber wenig Milch

   Ocimum can. D 6

Brust – Warzen – Schmerzen   KENT II/255

   Croton t. D 12   Reizung der Warzen beim Stillen mit heftigem Schmerz der Mamma

   Rus tox. D 6   Schmerz bei Beginn des Stillens

   Phellandrium D 4–12   st. Schmerzen < beim Stillen

   Dulcamara D 4   beim Abstillen

   Mercur. corr. D 6, Nux vom. D 6, Phytolacca D 6, Geranium mac. D 4

Brustwarzen – Rhagaden

   Phellandrium D 4–12

   Hydrastis D 6   brennend, wund

   Phytolacca D 6   starke Schmerzen beim Stillen

   Weitere Mittel   im Kapitel Mammae bei Warzenschmerzen, blutende Warzen, Ekzem, Wundheit, Rhagaden Seite 265, 266

Diarrhö

   China D 4–12, Rheum D 6

Hautausschläge

   Sepia D 12

Magenschmerzen mit starker Blähsucht und sauer-ranzigem Aufstoßen
Carbo veget. D 12

Mastitis s. im Kapitel Mammae S. 268

Mund wund
Phosphor D 6 (Rhus glabra, Veronica)

Periodenblutung während Stillzeit ist nicht pathologisch. Wenn bei vollem Stillen früh regelmäßige Perioden-Blutungen einsetzen, gibt man Calcium carb. D 6–12

Rückenschmerzen
Bryonia D 2–6
Phytolacca D 4–12
Croton tige. D 4–6

Rotundum-Schmerz
Clematis D 3

Schwäche
China D 4–12
Aletris D 2–4
Helonias D 4   traurig
Natrium mur. D 6–12
Acid. phosphor. D 3–6
Kalium phosphor. D 4–6
Kalium carb. D 4–12
Sepia D 6–12
Ac. aceticum D 6–12
Silicea D 6
Anacardium D 4–12
(Carbo an., Oleander)

Sexuelle Erregung
Calcium phosphor. D 6–12   mit Appetitlosigkeit, Magerkeit, Nervosität

Sexuelles Verlangen gesteigert
Phosphor D 6–12

Singultus nach dem Stillen
Teucrium mar. ver. D 2–12

Uterus-Schmerz   (Nachwehen in den ersten 3 Tagen normal)
Arnica D 3–6
Chamomilla D 4–30

Silicea D 6–12

(Pulsatilla, Conium, Bellis)

Weinen ohne Grund ist normal, wenn es nur an einem Tag im Wochenbett auftritt. Wenn es länger geht, hilft

Pulsatilla D 4, 6

Wunder Mund

Phosphor D 6–12

Zahnschmerzen

China D 4–6

Zittern nach Stillen

Carbo anim. D 6, Oleander D 4–6

Neugeborene

Wesentlich wichtiger als bei Erwachsenen ist bei Neugeborenen und überhaupt bei Kindern eine biologische Behandlung, da hier mit allopathischen Mitteln oft nicht wieder gut zu machende Schäden verursacht werden. Außerdem sind die homöopathischen Mittel meist wirksamer, ja, vieles kann man nur homöopathisch behandeln.

Nach schweren Geburten (Zangen, Vakuum-Extraktionen, Becken-Endlagen) sollte man dem Neugeborenen sofort 1 Gabe *Cuprum* D 200 geben, um Krämpfen vorzubeugen.

Bei Steißlage-Kindern (auch wenn durch Sectio entbunden) 1 Gabe *Nos. Toxoplasmose* D 200

Dann kann man frühzeitig zur Konstitutionsaufbesserung 1 Gabe *Calcium carb.* D 30–200 oder *Calcium phosphor.* (je nach Konstitution der Mutter) verabreichen.

Später kann man diese „Aufbesserung" dann weiterführen, bei allergischer und Stoffwechselbelastung mit *Sulfur* D 200, bei stoffwechselgestörten Kindern oder entsprechender Familienanamnese *Tuberculin* D 200.

Es folgen weitere Indikationen in alphabetischer Reihenfolge:

Abszesse multipel am Daumen
Hepar sulf. D 6

Anurie nach Geburt
Aconit D 3–30   (sicheres Mittel)

Asphyxie (blau)
Laurocerasus D 4–6, Aconit D 4–6, (Antim. tart.)

Atemnotsyndrom
Sulfur D 200   Folgen von Anästhesie

Augen morgens verklebt
Medorrhinum D 30

Bläschen (Pemphigoid)
Rhus tox. D 6
Potenz. Eigenblut C 5   (IMHÄUSER)
1 Tr. Eigenblut + Bläscheninhalt C 7

Blaue Beine
Cuprum D 200, (Opium D 30)

Blutender Nabel
> man gibt einige Tropfen Muttermilch darauf (IMHÄU-SER)

Conjunctivitis
> Medorrhin D 30   1 Gabe
> Pulsatilla D 4–12

Diarrhö durch Muttermilch
> Aethusa D 4–12   (Natrium carb., Silicea)

Ekzem
> Strepto-Enterococcen D 20

Ekzem mit dicken gelblichen Krusten
> Graphites D 12   (LM 6)

– am Kopf
> Lycopodium D 12

Erbrechen
> Nux vomica D 4–6
> Cuprum D 30   atonisches Erbrechen
> Calcium carb. D 30–200   spastisches Erbrechen nach jeder Mahlzeit
> *Aethusa* D 3   Erbrechen gleich nach dem Trinken in Massen (Unverträglichkeit von Milch)

– nach Ärger der Mutter
> Valeriana D 2–4

– Nahrung kommt durch die Nase
> Gelsemium D 4

Erbsche Lähmung
> Man beginnt mit Hypericum D 6, zeigt sich keine fortschreitende Besserung, geht man auf D 12, dann auf D 30 (1 × täglich), dann auf D 200 (2–4wöchentlich) über, dann auf D 1000 1 ×

Fontanelle gespannt
> Apis D 4 + Solidago D 2

Hydrozele
> Apis D 4–6

Hydrozephalus
> Helleborus D 6
> Zincum D 6–30, Apis D 6–12, Tuberculin D 30, Zincum D 6
> + Apisinum D 3 i. W. (QUILISCH)
> Calcium c. D 6–30, Calcium phos. D 6–30
> Luesinum D 30

Hyperkeratosen
> Sepia D 12 u. a.   KENT II/169

Ikterus neonatorum   (Licht-Therapie)
> Solidago Ø–D 2, D 3, 4 Injekt.
> (Bovista, Natrium s. D 12, Sepia D 6)

Kind lehnt Brust ab
> Calcium phosph. D 6–12

Krämpfe, krampfbereit, eingeschlagene Daumen
> Cuprum D 200   (Strychnin. phos. D 12, Cina D 12, Adonis
> D 6)

Kryptorchismus   (Leistenhoden)
> Aurum D 12 + Rhododendron D 12
> (Lach. links, Apis rechts)
> (beste Erfolge von Akupunktur)

Liegen immer nur auf einer Seite   (durch Verrenkung in der HWS)
> Redressement (IMHÄUSER)

Meteorismus
> Carbo veget. D 12

Muttermilch wird vom Kind verweigert   KENT II/234
> Calcium phos. D 6–12, Calcium c. D 6–12
> (Mercur., Borax, Cina, Silicea, Lachesis)

Nystagmus, choreoforme Zuckungen
> Agaricus D 30

Plexus-Lähmung
> siehe bei Erbscher Lähmung

Pylorospasmus
> Nux vomica D 6, Morphin D 6, Apomorphin D 4

Pylorus-Stenose
> Cuprum D 30–200

Pyodermien
> Tuberculin D 200

Ödeme
> Apis D 4–6
> Solidago Ø–D 2
> Secale D 6   und Hautverfärbung

Ophthalmie
> Calcium sulf. D 6–12

Pemphigoid   s. Bläschen

Rhinitis
> Chamomilla D 4–6–30
> *Luffa D 6*   auch eitriger Schnupfen

– angeboren
> Luesinum D 30 (Tuberculin D 30)   1 Gabe

Röteln – Embryopathie
> Plumbum D 30

Schmierauge   s. Conjunctivitis

Schiefhals
> Redressement in der HWS (IMHÄUSER)

„Schniefen"
> Luesinum D 30

Schreier
> Nux vomica D 6–30, Lycopodium D 6–12

Schwäche, Appetitlosigkeit
> Avena Ø

– Kind hört gleich auf zu trinken
> Arsenic. alb. D 6–12

Singultus
> beim Trockenlegen dem Kind sofort eine angewärmte Windel auf den Bauch legen.
> Teucrium mar. D 6   nach Stillen
> Arnica D 3–4   nach Weinen
> Aethusa D 3–12   Gastroenteritis

Sklerödem
> Apis D 6

Soor
bei Flaschenkindern Milch mit Kalkwasser alkalisieren (VOI-SIN)
Natrium bicarb. 1 Messerspitze auf die Zunge

Stridor laryngis
Cuprum D 200

Unruhe, Schreien, Aufkratzen, Reiben
Cuprum D 30

Unverträglichkeit von Muttermilch
Aethusa D 3

– von Milch
Calcium carb. D 12, Cina D 4

– von Milchfett
Pulsatilla D 4–12

Vigantolschäden
Vigantol D 15

Wegbleiben (Krämpfe, eingeschlagener Daumen)
Cuprum D 30–200

Windeldermatitis
Calcium carb. D 12
Medorrhin D 30 (evtl. alle 4 Wochen)

Zyanose
Cuprum D 200, Laurocerasus D 4 (Rasselatmung)

Zur *Rachitis-Prophylaxe* sind Vitamin-D-Gaben meist nötig. Man sollte nicht zu hoch dosieren und keine Stöße geben. Durch Gabe von Calcium phosph. D 6 (2 × tgl. 1 Tablette), besonders in der Winterzeit, kann man etwa die Hälfte Vitamin D einsparen. Keine Fluor-Präparate in allopath. Dosierung!

Mamma

(KENT II/233, 254, VOISIN 530)

Brüste Mittelpunkt der Beschwerden
Phytolacca D 4–12

Brüste unterentwickelt – klein   KENT II/233
Calcium carb. D 12
Graphites D 12
(Ignatia, Staphisagria, Sulfur, Ac. nitr., Carbo veget.,
Phytolacca D 4–12)

– Berührung führt zu sex. Erregung
Lac can. D 15

– Beschwerden allgemein
Origanum D 6, Bufo D 6–12

– Brennen   KENT II/263
– Akne-ähnliche Eruptionen zwischen den B.
Asterias D 6–12

Brüste unterentwickelt bei jungen Mäden
Agnus castus Ø–D 4, Sabal Ø–D 4

Atrophie der Brüste   KENT II/233
– mit welkem Aussehen
Kreosotum D 6–12

– – Erschlaffung, faltigem Aussehen
Conium D 6–12   Schmerzen bei Berührung

– – Induration
Plumbum D 6–30   ohne Schmerzen
Chimaphila D 12   schmerzhaft, Knoten, rasche Atrophie

– – Atrophie der Ovarien
Barium carb. D 6–12

– – harten Knoten, rascher Atrophie
Jodum D 6   Brüste verkümmern, alle anderen Drüsen sind
vergrößert

– – Schrumpfung, hängen schlaff
Lac deflor. D 12–15

– – kleine welke B. und eingezogenen Warzen
Sarsaparilla D 12–30

(Kalium jod. D 6, Natrium mur. D 12, Sabal D 2–3, Nux mosch. D 6, Secale D 6, Ac. nitric. D 10, Onosmodium D 12, Arsenicum alb. D 6, Coffea D 6)

Hypertrophie
>Calcium carb. D 12, Conium D 6, Phytolacca D 6

Brüste

– **eiskalt,** Gefühl daß e.
>Medorrhinum D 30

– **Fisteln**
>Silicea D 4–12
>(Hepar s., Phosphor, Causticum, Phytolacca, Mercur. sol.)

– Gefühl wie nach innen gezogen (linke Brust)
>Asterias D 6–12

– – wie mit einer Schnur zurückgezogen
>Crocus D 6, Croton tigl. D 6

– **hart** – Induration – Verhärtung   KENT II/235
>Conium D 6–30   mehr rechts
>Silicea D 4–30   mehr links
>Carbo an. D 6, Plumbum D 6–30, Graphites D 12, Barium
>jod. D 6, Clematis D 6, Alumen D 12)

– **Hüpfen**   Gefühl von H. wie etwas Lebendiges
>Crocus D 6

– **Induration**
– – durch Traumen
>Conium D 6–12, Bellis D 3–6

– – ohne Atrophie
>Calcium jod. D 6   < Berührung < vor Periode
>Phytolacca D 6–12   < Berührung < vor Periode
>Calcium fluor. D 6–12

– **Jucken,** heftiges in der Br.   KENT II/209
>Castor equi D 3
>Rhus tox. D 6   abends im Bett

– **Karzinom**   s. Kapitel Karzinom S. 219

– **Narben eitern**
>Silicea D 4–12

– – indurierte, schmerzen bei feuchtem Wetter
Phytolacca D 6

Brust-Schwellung KENT II/234
Castor equi D 3–6 mit heftigem Jucken (links)
Urtica D 4–12 extreme
Helonias D 3–6 und schmerzhafte Empfindlichkeit (auch
B.-Warzen) > straffen BH
Castor equi D 3–6 mit heftigem Jucken, schmerzhaft bes.
bei Berührung
Ocimum can. D 6 sehr berührungsempfindlich
Onosmodium D 30 schmerzhaft, Kleiderdruck unerträg-
lich
Moschus D 4 mit dem Eisprung
Psorinum D 30 mit Schmerzen
Mercurialis per. D 4 mit Schmerzen (Psorinum)
(Belladonna, Bryonia, Graphites, Mercurius, Phytolacca,
Pulsatilla, Acid. aceticum D 4–12 schmerzhaft, Aethusa
cyn. D 4–12 mit lanzinierenden Schmerzen, Anatherum
D 4–6, Cistus D 4)

– links, hart
Aristolochia D 3–6
Cistus D 4
Silicea D 6–12
Asterias D 6–12

– nachts und gegen Morgen
Lyssinum D 15–30

– mit Milchsekretion
Cyclamen D 6–30 (bes. nach der Periode)
Asa foetida D 4 bei Nichtgraviden
Pulsatilla D 4 vor der Pubertät

– **Spannung**
Ocimum can. D 3–30

– **Ulcera**
Phytolacca, Silicea, Calcium c., Phosphor,
Hepar sulf.

– **Völlegefühl** KENT II/212

Galaktorrhö bei Nichtgraviden   KENT II/234

    Lac can. D 15   B. geschwollen, erschütterungsempfindlich, berührungsempfindlich

    Cyclamen D 12   B. hart geschwollen

    Phytolacca D 1–4, Pulsatilla D 4, Urtica D 4, Borax D 4, Conium D 6, Kalium jod. D 6, Chamomilla D 6, Belladonna D 4, Tuberculin D 30, Calcium c. D 6–12, Piper nigr. D 6–12, Lactuca D 12, Salvia Ø

    Asa foetida D 4–12   (Milchsekretion bei Hysterischen)

–   bei jungen Mädchen, kleinen Kindern

    Mercur. sol. D 12

–   in der Pubertät

    Piper nigr. D 6–12

Brust-Schmerzen, Mastodynie   KENT II/254, 288, 290

    Asteris D 6–12   ausstrahlend bis zum kleinen Finger, jukkend, schneidend, lanzinierend < Bewegung, < Kälte, < vor der Periode (links)

    Bellis D 3–6   < Berührung

    Bryonia D 2–12   < durch Druck, < durch Bewegung

    Calcium carb. D 6–30   geschwollen, hart

    Calcium jod. D 6–12   < durch Bewegung der Arme

    Castor equi D 3–6 Tbl.   Schwellung, Jucken, Empfindlichkeit bei Berührung

    Conium D 6   Brüste empfindlich bes. nach Traumen

    Follikulin D 12–30   1 Gabe am 14. Tag, besonders in der Pubertät

    Lac caninum D 12–15   < Erschütterung

    Phytolacca D 3–12   < Bewegung, < Kälte

    Pulsatilla D 4–12

–   *weitere Mittel*

    Acid. lacticum D 6   Schmerzen links, ausstrahlend zur Hand, Axillardrüsen

    Aristolochia D 4–6   Schmerz und Härtegefühl in der li. Brust < vor der Periode

    Belladonna D 4–12   klopfend, durch Erschütterung

    Carbo anim. D 6   stechend, Erweiterung der Mamma-Venen

    Chamomilla D 4–30   zum Uterus ausstrahlend

    Cimicifuga D 4–6   meist links

    Clematis D 3   nachts, juckend, < Berührung

    Comocladia D 3 pulsierend, < Wärme, < Ruhe < nachts < Husten < Berührung

    Croton tigl. D 6–12   zum Rücken ausstrahlend, Schmerzen wie Strang zur Achselhöhle

Cyclamen D 6
Helonias D 2–4
Hydrastis D 4–6
Kalium phos. D 6   Stiche
Lilium tigr. D 6   (links)
Lithium c. D 4–12   ausstrahlend in den (re.) Arm
Mercurialis perennis D 4–6   Schmerz u. Schwellung
Murex D 4–30   Schm. linke Brust und rechtes Ovar und umgekehrt
> durch Druck
Palladium D 12   stechend, rechts
Paris quadrif. D 4–6   Schm. wie Strang zur Achselhöhle
Onosmodium D 3–12   links, Gefühl wie geschwollen
Phellandrium D 2–4   schneidend < Bewegung
Prunus D 2–4   Schm. bei tiefem Atmen
Sabal D 1–4   < nach den Mahlzeiten
Zincum D 6–12

Brustschmerzen – Art

- bohrend   KENT II/261

- brennend   KENT II/263

- drückend   KENT II/265

- geschwürartig
  Calcium carb. D 6–12

- klopfend
  Comocladia D 6   < Berührung, Wärme, Husten

- krampfartig
  Lilium tigr. D 6–12

- Neuralgie linke Mamma und Arm
  Asterias D 6, Bromum D 6

- reißend   KENT II/268

- schneidend   KENT II/271

- stechend   KENT II/277
  Palladium rechts, Phellandrium

- wehtun   KENT II/284

- wund   KENT II/288

- ziehend   KENT II/290

Brustschmerzen vor der Periode   KENT II/255

Lilium tigrinum D 4–30   mehr links, Herzbeschwerden,
Milchfluß, scharfe Schmerzen
Lac caninum D 12–15   < durch Erschütterung, sehr berüh-
rungsempfindlich vor und bei der Periode, Völlegefühl

mit Milchfluß, Blasenbeschwerden, Periode stark, gußweise
< abends

Conium D 4-6-12   < Erschütterung, Gehen, Brüste ver-
größert und schmerzhaft (Periode verspätet, schwach)

Pulsatilla D 4-6   Ziehen und Spannen

Calcium carb. D 6-12

Calcium fluor. D 6-12

Asterias D 6-12

(Kalium carb. D 4-12, Nux vom. D 6, Sanguinaria D 4,
Spongia D 4, Silicea D 6, Tuberculin D 30)

Brustschmerzen bei der Periode   KENT II/288, 255

Phytolacca D 12   < durch Kälte, < durch Erschütterung

Lac caninum D 15-30   < durch Erschütterung, Aufregung.
Schmerzen schon durch eigenes Gewicht.

Helonias D 2-3   wie zusammengeschnürt (Lactuca links),
geschwollen, Warzen empfindlich gegen Kleiderdruck.
Auch Uterus schmerzhaft gefühlt.

(Calcium carb. D 6-12   und Brust vergrößert Conium, Mer-
cur, Phosphor, Thuja, Sanguinaria, Helonias wund, Zin-
cum)

Brustschmerzen nach der Periode

Berberis D 4, Cimicifuga D 4-12

Brustschmerzen bei tiefem Atmen

Prunus spinosa D 4-6

Brustschmerzen nach Traumen

Bellis D 2-5   Schmerzen < bei Berührung, venöse Stase

Conium D 6   bei folgender Verhärtung

Brustschmerzen beim Stillen   s. Kapitel Wochenbett

Brust empfindlich bei Berührung

Sanguinaria D 6-12   (Periode zu früh, zu stark, hell, übel-
riechend)

Sepia D 6-12   > durch Drauffliegen < durch Liegen auf der
anderen Seite

Conium D 6-30   empfindlich gegen Kleiderdruck

Mastopathie

Phytolacca D 4-12

Aristolochia D 12

Asterias D 6-12

Castor equi D 3 Tbl.
Calcium fluor. D 6   Fibrosen, hart
Silicea D 4–12   chron. Knotenbildung
(Conium, Sabal, Folliculin D 15–30   Mastopathia cystica)

Brustwarzen   KENT II/219, 233   Brustwarzenschmerzen 288

– *Hyperästhesie*
   Lilium tigr. D 6–12

– *Jucken*   KENT II/209
   Agaricus D 6, Castor equi D 6

– *Sexuelle Erregung an den Brustwarzen*
   Murex D 4–30
   Origanum D 6

– *Schrumpfung der Brustwarzen*   Atrophie
   Silicea D 4–12
   Sarsaparilla D 2–12   klein, eingezogen (Cave carcinoman!)
   Nux moschata D 6   (Jodum)

– *empfindlich*   KENT II/255
   Castor equi D 3–6   Rhagaden, wund, Schwellung mit hefti-
      gem Jucken, Geschwüre
   Arnica D 3–6   wund, empfindlich
   Helonias D 2–3   empfindlich gegen Kleiderdruck, empfind-
      lich bei Periode
   Chamomilla D 4, 6–30   überempfindlich
   Ocimum canum (Basilicum alb.) D 3–30   schmerzhaft bei
      geringster Berührung

– *Schmerzen*

–   – brennend   KENT II/263
      Hydrastis D 6–12

–   – stechend   KENT II/278

–   – wund   KENT II/288

–   – bei Berührung der Kleider
      Castor equi D 3 Tbl.
      Croton tigl. D 6, Conium D 6

–   – bei der Periode
      Helonias D 3–6

–   – ziehend   KENT II/290

-   – *weitere Mittel*

    Agaricus D 6   Brennen, Jucken (beim Stillen) (Arsen. alb., Croton tigl., Sulfur)

    Conium D 6–30

    Convallaria D 6   scharfer Schmerz links

    Croton tigl. D 6   wie mit Schnur zurückgezogen, wenn Kind angelegt wird

    Lac canin. D 12–30

    Medorrhin. D 30

    Murex D 4–30   Schm. links und rechtes Ovar (und umgekehrt)

    Palladium D 12   Schm. re. Brust in der Nähe der Warzen und li. Ovar

    Phellandrium D 6   durchbohrender Schm. beim Stillen

    Phytolacca D 12

    Silicea D 6–12   Schm. und Brennen

    Tuberculin Denis D 30

    Ustilago D 4–6   Schm. links und li. Ovar

    (Graphites, Hepar sulf., Calcium phos., Lachesis, Apium, Nux vomica, Ratanhia, Origanum, Cistus can.)

- *unempfindlich*

    Sarsaparilla D 6

- *Fissuren, Rhagaden*   KENT II/234

    Arnica D 4–6–30

    Agaricus D 6

    Phytolacca D 6   starker Schmerz beim Stillen

    Graphites D 8–12

    Condurango D 6   keine Schmerzen

    Phellandrium D 12   starke Schmerzen < beim Stillen

    Sepia D 6

    Acidum nitricum D 6   Splitterschmerz

-   – *weitere Mittel*

    Castor equi D 200, Silicea, Paeonia, Ratanhia   (juckend), Petroleum, Conium, Croton tigl., Geranium, Causticum, Sulfur, Hydrastis D 6, Schm. brennend (Exkoriation)

- *Krämpfe*

    Chamomilla D 6–200

- *mehliger Belag*

    Petroleum D 8–30   (juckend)

- *blutende Warzen*

    Bryonia D 2–6

    Acid. nitric. D 6

    Sepia D 6

    (Sulfur, Hamamelis, Lycopodium, Mercur)

- *Ekzem*

    Graphites D 8–12

Causticum D 6–12   Bläschen-Ausschlag, und am Warzen-
hof
– *sexuelle Erregung*
Origanum D 6–12   Reizung der Warzen mit starkem Juck-
reiz und sex. Erregung
– *Wundheit der Warzen*   KENT II/235
Causticum D 6
Phytolacca D 6
Arnica D 3
Hydrastis D 4–6
Eupatorium arom. D 6   schmerzhaft entzündet bei nervösen
Frauen
(Ac. fluor., Ac. nitric., Mercur, Sepia)
– *Trockenheit*
Castor equi D 3–12
– *Schwellung*   KENT II/235
Mercur. corr. D 6
Lachesis, Chamomilla, Lycopodium, Phosphor, Sulfur
– *Ulcera*
Castor equi D 3–12
Calcium c., Silicea, Mercur., Chamomilla, Sulfur
– *Epitheliome*
Condurango D 3   brennend, ulzerierend
Brust-Muskel-Krampf   (Pectoralis-K.)
Cimicifuga D 4–6   Schmerzen links

Mastitis

Die homöopathische Behandlung der Mastitis, auch wenn sie sehr heftig und mit hohem Fieber ist, sollte immer zum Erfolg führen, sofern sie früh genug einsetzt. Sind schon zentrale Nekrosen da und beginnende Abszeßbildung, ist nach den Regeln der homöopathischen Abszeßbehandlung zu verfahren. Während dieser Behandlung können – im Unterschied zur antibiotischen Behandlung – die Kinder weiter gestillt werden.

Phytolacca D 12   hart, heiß, geschwollen, Schmerzen < durch Bewegung, durch Kälte. Fieber, Kopf- und Rükkenschmerzen. Beim Stillen Schmerz durch den ganzen Körper.

Lac canin. D 15–30   sehr empfindlich besonders bei Erschütterung, < durch Erschütterung, oft durch Gehen, < durch Kälte

Bryonia D 8–12   wenig rot, Brüste steinhart, schwer, sehr berührungsempfindlich < durch Bewegung > langanhaltenden Druck

Belladonna D 6   klopfende Schmerzen (evtl. + Phytolacca D 12 + Echinacea D 4) Haut feucht, Schwitzen

Cistus D 8–12   hart, entzündet, Schmerz, Axillardrüsen, Eiterungsneigung < Kälte, Berührung

Man kann 2 oder 3 Mittel als Mischinjektion geben, wenn die Symptome nicht auf ein bestimmtes Mittel hinweisen.
Beispiel:

Phytolacca D 12 + Echinacea D 4 + Hepar sulf. D 200
(letzteres nur einmal)

oder bei septischer Tendenz:

Lachesis D 12 + Echinacea D 4 + Pyrogen D 15–30

weitere Mittel

Aconit D 4–30   durch kalten Luftzug entstanden als Mittel im 1. Stadium
Aconitum lycoton. D 12   indurative Mastitis
Anthracinum D 12   Infiltrat
Apis D 4–6   Ödem
Aristolochia D 3–6
Belladonna D 4–6
Bellis D 4–6   subakut bis chronisch, **nach Verletzungen**
Calcium fluor. D 6   entzündliche harte Knoten
Chamomilla D 4–30, Phosphor D 6–12

Clematis erecta D 8–12   zuckende Schmerzen
Conium D 6
Croton tigl. D 6
Ferrum ph. D 6 + Natrium phos. D 6 im Wechsel bei Fieber
Hepar sulf. D 30–200   < durch Kälte, Berührung
Hepar sulf. D 3–4 Tbl.   bei beginnender Einschmelzung (Myristica)
Kalium carb. D 4–6   Schwellung, Stiche, Milchknoten
Lachesis D 12–15   livide Verfärbung
Mercur solub. D 6–12   < nachts (Schweiße) < durch lokale Wärme
Phellandrium D 3–6   Schmerz zwischen den Saugakten (Stiche)
Pulsatilla D 4–6   bei Mumps
Silicea D 12   evtl. + Calcium sulf. D 3–6   wenn Eiter fließt
Staphylococcin D 30

Neigung zu Eiterung

Hepar sulf. D 3, 4, Phytolacca, Mercurius, Cistus, Myristica

Kalium mur. D 2, 3   im Beginn und auch später, wenn Infiltrat bleibt

Calcium carb. D 200   nach Eiterung bleiben tiefe Infiltrate zurück

Myristica Ø   eitrige Einschmelzung, „das homöopathische Messer"

Subakute Mastitis

Clematis D 3   < nachts, Induration, keine Eiterung

Kalium mur. D 4–6

Asterias D 6–12   entzündliche Schwellung (rechts) mit Induration

Mercur. jod. flav. D 6   Schmerzen < nachts, < i. d. Wärme

Chronische Mastitis

Tuberculin D 30

Mamma-Tumoren – Brustknoten

KENT II/233 – Knoten 253 – Schmerzen II/254, VOISIN S. 638

Mamma-Karzinom   s. Kapitel Karzinom S. 219
Unter den u. a. Mitteln sind auch solche, die bei inkurablen Karzinomen bzw. Rezidiven in Frage kommen können.

schmerzhafte

Phytolacca D 4–12   Schmerzen < durch Kälte, keine Abmagerung, kaum Lymphknoten, livide Hautverfärbung, **Präkanzerose** (empfohlen werden auch Hochpotenzen, am besten bei abnehmendem Mond gegeben)
Plumbum jodat. D 8–12   Neigung zu Entzündung. Schwache, magere Frauen. Schmerzen < bei Berührung
Sepia D 6   Adenome, Fibrome
Berberis aquifol. D 1
Calcium jod. D 6   s. u.: nicht schmerzhafte

weitere Mittel

Cistus canad. D 6–12   Neigung zu Entzündung und Lymphknoten (mehr links). Hart, empfindlich gegen Berührung und Kälte
Asterias r. D 8–12   (linksseitig, Schmerzen ziehen gegen den linken Arm), verbackene Haut, Lymphknoten, < nachts, vor der Periode **(Karzinom),** < Bewegung, < Kälte, Retraktion der Warzen
Clematis er. D 8–12   stechend, sehr berührungsempfindlich, ausstrahlende Schmerzen, < nachts
Mercurius bijodat. D 6–12   rechtsseitig, Neigung zu Entzündung mit Lymphknoten. Mager, allgemeine Schwäche, atrophische Brust, Schmerzen < durch Wärme, < nachts
Silicea D 4–12   Fibrosen mit entzündlichen Veränderungen, harte Knoten (links)

teils schmerzhaft, teils nicht schmerzhaft

Conium D 4–12   *Fibrose,* Karzinom-suspekt! atrophische, schlaffe, geschrumpfte Brüste, oft schwächliche Frauen, Unverträglichkeit von Kälte, Schmerzen stechend
Carbo anim. D 6–12   violette Gefäßzeichnung, frostige, schwache Frauen, brennender oder stechender Schmerz, < durch kalte Luft (besonders rechts)
Badiaga D 6–12   magere, frostige Frauen, Schmerzen < durch Berührung (Kleider)
Hydrastis D 6–12   *Fibrome,* magere Frauen, atrophische Brüste, schmerzhafte Fissuren – ähnlich Clematis (evtl. mit Conium kombiniert zu geben)

Bromum D 6–12 (linksseitig), Unverträglichkeit von Wärme, > am Meer, Schmerzen stechend, isolierte harte Knoten

Alumen D 3–30 Neigung zu Verhärtung der Brustdrüsen (Conium, Carbo an.)

Mercur. jod. flav. D 6 Schmerzen < Wärme, < nachts. Lymphdrüsen, Schweiße, Magenstörungen

nicht schmerzhafte

Calcium jodat. D 4–12 (ähnliche Silicea) *Adenome, Zysten,* gut verschieblich. Schmerzen < bei Berührung, durch Wärme, vor der Periode, durch Bewegung der Arme (bei einer 31jährigen Frau bildete sich eine enteneigroße Zyste in ¼ Jahr zurück und kam nicht wieder)

Calcium fluor. D 6–12 *harte* Tumoren (multipel), Venenzeichnung

Silicea D 6 chronische Mastopathie, harte Knoten (links)

Graphites D 6–12 suspekte Knoten (entsprechende Konstitution!)

Arsen. jod. D 6–12 harte Knoten mit Retraktion der Warzen, Karzinom

Sepia D 6–12 Adenome, Fibrome

Jodum D 8–12 atrophische Brüste, Unverträglichkeit von Wärme, unruhige Frauen

Follikulin D 15–30 Zystenbildung

Sulfur jodat. D 4–6 Knoten, Fibrome im Klimakterium

Chimaphila Ø sehr große Brüste mit Tumorbildung, Fibrome, Karzinome. Tumoren hart und groß, blutend

Alumen D 6–12 Neigung zu Verhärtung (Carbo an., Conium)

Murex D 6–30 gutartige Tumoren, bei Periode schmerzhaft

(Arnica, Calendula, Aristolochia, Castor equi, Tuberculin)

weiche Tumoren

Kalium mur. D 6 berührungsempfindlich (leicht entzündlich), leichte Schmerzen

Lapis alb. D 2–6 elastische Konsistenz

Sachverzeichnis